認知症診療医に
教わる
最強の生活習慣

ボケたくなければ「寝る前3時間は食べない」から始めよう

今野裕之
医療法人社団 TLC 医療会
ブレインケアクリニック名誉院長

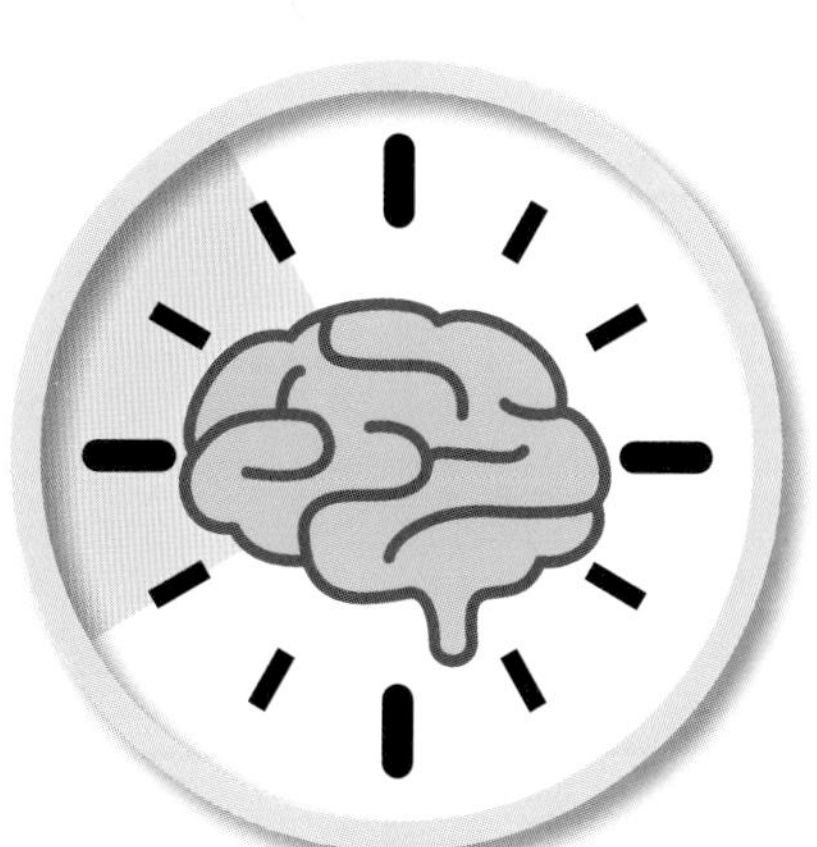

世界文化社

本書を手に取ったあなたへ

あなたは、将来、認知症にならない自信がありますか?

今、この文章を読んでいるあなたは、ご自身、もしくは身近な方の物忘れや認知症が多少なりとも気になっているのでしょう。

そして、何かできることがないのかと、情報を探しておられるのだと思います。すでにインターネットや本などで勉強をされているかもしれませんね。

私は精神科医としてこれまで20年以上、認知症という病気と向き合い続けてきました。本書は単なる医学研究をまとめたデータ集ではありません。私が長年にわたって行ってきた日々の認知症治療の中から、①安全で、②特に予防効果が高く、③一般の人でも取り入れやすい方法をわかりやすくまとめた、実践的な認知症予防マニュアルとなっています。

認知症の現状とは?

ご心配の通り、認知症は他人(ひと)ごとではありません。認知症対策を普段からいろいろと気をつけている私自身も、将来認知症になる可能性が十分にあると思っています。

実際、日本の認知症患者数は増えつづけており、２０２５年には65歳以上の５人に１人、85歳以上になると２人に１人が認知症になるといわれています。現在、すでに認知症の人はおよそ７００万人いるといわれています。

なぜこれほど認知症の人が増えているかというと、まだ完全に治せる方法が見つかっていないからです。最近、アルツハイマー型認知症に関しては新しい作用を持つ抗認知症薬が日本でも使えるようになりましたが、残念ながらその効果は症状の進行を抑えるまでにとどまっています。

認知症の治療が難しい理由

認知症を完全に治せないのには大きく２つの理由があります。まず１つめの理由は、認知症の症状は様々な要因により引き起こされているからです。薬はたった一つの要因を改善するだけなので、それだけでは十分な効果が得られないというわけです。

2つめの理由は、認知症が非常に長い時間をかけて進んでいくからです。物忘れなどの認知症の症状が現れる頃には、すでに脳には老化とともに様々な変化が起こっており、脳の萎縮も進んでしまっています。こうなっては元に戻すことは困難です。

物忘れは治せる

では、やっぱり何も手立てがないのでしょうか？　もちろん、そんなことはありません。

そもそも、物忘れ自体は健康な人でもしばしば見られる症状です。たとえばお酒を飲みすぎた日の翌日、頭がぼんやりして物忘れの症状が起きることなどは珍しくありません。しかし、数日すれば治ります。認知症も同じです。物忘れに影響するような要因を見つけて改善できれば、症状を軽くできる可能性があるのです。

実際、私のクリニックでは、最新のエビデンスに基づいて米国で開発された「リコード法」という治療を行っているのですが、この治療は、様々な検査のデータをもとに、一人ひとりに合わせた対策を行います。その結果、認知症やＭＣＩ（軽度認知障害）と診断されていた人の認知機能が劇的に回復したり、何年にもわたって症状の進行を抑えて認知機能を維持できている人もいます。

認知症の真の原因がわかってきた

なぜこのようなことが可能なのでしょうか？

それは、認知症における脳の変化を起こす真のメカニズムが明らかになってきたからです。

最近の研究では、アルツハイマー型認知症の原因物質と考えられているアミロイドβには脳を守る働きもあることが明らかにされています。たとえば、ウイルスや細菌から脳を守る「抗菌作用」はその代表例です。そればかりか、神経を保護する作用があるという報告もあります。

アミロイドβの蓄積は、脳内に起きたなんらかの問題に対し、私たちの体が脳を守ろうと頑張った結果とも考えられるのです。

認知症予防のカギは日々の食事にあり

アミロイドβのような脳のゴミを増やしてしまう原因の多くは、生活習慣に由来します。中でも特に大事なことは食事のとり方です。

多くの方は、栄養不足だけを意識しがちですが、それと同じくらいに大事なのは、食事をとるタイミングです。

同じ食事・栄養素をとったとしても、いつ・どのようにとるかによってその効果は大きく変わってしまいます。

そこで本書では、私たち日本人の生活に合わせた物忘れ・認知症の予防・改善に役立つ食事のとり方を紹介しています。いくら健康によいといっても、なじみのない外国の食事を続けるのは難しいからです。

なお、本書で紹介しているレシピは、私が名誉院長を務めるブレインケアクリニックで実際に患者さんの栄養指導にあたっている管理栄養士の水流琴音（つることね）さんにお願いしました。水流さんはいつも実際に料理を作っている人の相談を受けていますので、誰でも作りやすく、健康でおいしいメニューを考案してくれました。ぜひお試しください。

本書には、私が長年にわたって実践してきた認知症治療のエッセンスを惜しみなく注ぎ込みました。

なぜなら、私には認知症で苦しむ人が少しでも減ってほしいという思いがあるからです。

本書を最後まで読んで気に入っていただいた方は、ぜひ身近な方にもおすすめいただければ幸いです。

本書が、読者の皆様、そしてご家族やご友人の健康に少しでも貢献できますように。

２０２４年４月20日

今野裕之

目次

本書を手に取ったあなたへ …… 2

第1章 「寝る前3時間に食べない習慣」をつけるだけで、なぜ認知症にならないの？
――これだけは知っておきたい、認知症といい睡眠との関係

認知症のほとんどは、「脳のゴミ」がたまって進行？
脳のゴミを取り除くよい眠りが予防と改善のカギ …… 14
「脳のゴミ出し」グリンパティックシステムは寝ている間に働く …… 16
主な認知症の割合と原因となる脳のゴミ …… 17
「寝る前3時間は食べない」で睡眠の質を高め認知機能の低下を防ぎ、
全身のアンチエイジングにも …… 18
認知機能の低下は40代後半から始まる …… 21
時間栄養学を知っていれば 認知症への栄養効果はもっと引き出せる …… 22
寝る前3時間食べないとどうなるの？ …… 24
食べない時間がもたらすメリット …… 25
寝る前3時間に食べていると 睡眠中に起こるこれだけのデメリット …… 26
寝る前3時間の食事でいい眠りがとれなくなる理由 …… 29

「寝る前にどうしても食べたい」は、すでに脳に栄養が届きにくい状態かも……30
寝る前に食べてしまう習慣の背景にはこんな悪循環が……33
40~60代の多くは睡眠不足 眠りの時間がとれない人こそ、寝る前3時間の対策を……34
脳のゴミ出しが盛んな深い眠りはいつ出るの?……37
脳のゴミ出しができる「深い眠り」の引き出し方
短時間睡眠でもうまくいく?……38
睡眠時無呼吸症候群は認知機能低下につながる……41
認知症は生活習慣病の延長にある まず食べ方に取り組み、治療との上手な組み合わせを……42

第2章 認知症になりたくなければ、食べる時間を変えなさい

生活リズムの乱れが気になる人は 寝る時間より決めておきたい「起きる時間」……46
「起きる時間」から生活リズムを整える……48
起きる時間と朝食が睡眠ホルモン「メラトニン」の分泌を決定……49
昼はちょこちょこ5食、夜は食べない いつの間にか夜食の習慣からすっきり解放されます!……50
夜間と日中は食べ方を変えよう……52
セカンドミール効果で血糖値の上昇を抑える……53

認知症を防ぐためにとるべき食事 話題の地中海食と和食はどっちがいい？……54
認知症予防で知られる2種の食事法……56
和食のよさをもっと引き出す食べ方……57
毎食摂りたい食材研究① 葉物野菜とキノコで食物繊維ファースト……58
おいしく食べて「脳のゴミ出し」に効くレシピ その1……60
毎食摂りたい食材研究② たんぱく質は大豆製品と魚から……62
おいしく食べて「脳のゴミ出し」に効くレシピ その2……64
体にいい油の基礎知識 オメガ6以外の不飽和脂肪酸を選ぼう……66
脳の働きにダメージを与えない油の選び方……68
脳のエネルギーになりやすい ココナッツオイルの上手な使い方……69
きつい糖質制限は必要なし ご飯やパン、パスタはいつ、どうやって食べたらいい？……70
血糖値を上げにくい米飯の食べ方……73
忙しい人ほど、1日5食を食べなさい でもどうしても、夜におなかが空いてしまったら……74
知っておきたい GI値の低い食品……76
糖質を抑えるメリットとデメリット……77
ストレートよりは水割り。おすすめはワイン 脳の負担にならない飲み方と栄養価の高いつまみ……78
添加物、人工甘味料を摂らない……80

第3章

認知症とは脳の栄養失調だった

——何を補い、何を避けるべきか注目の栄養素を見極める

食生活の見直しを早く始めるべき理由 「混合型認知症」は加齢とともに増加する……82

主な認知症の特徴と関連性……84

認知症の発症に関係する悪玉物質 ホモシステインを取り除く栄養素とは……86

ホモシステインとは何か……88

ホモシステイン値が高いことと認知機能の低下は関連している……89

脳を健康に保つ栄養の基本 ビタミンB群は毎日摂り、浪費しない食生活が大切……90

認知症予防の栄養成分（ポリフェノール類）……92

認知症予防の心強い味方「ビタミンD」 摂りにくい栄養素はサプリで上手に補給を……94

認知症予防のための腸内環境づくりを……96

サプリメントの賢い選び方と使い方……97

栄養リスクチェックリスト……98

眠りが浅いかなと感じたときに摂りたい よい睡眠をもたらす成分……100

第4章

認知症を遠ざける カンタン生活習慣

運動は認知症リスクを低下させる 何歳になっても歩く歩数を維持しよう……102
歩くだけで認知症リスクは低下する／歩きながら脳トレする「デュアルタスク」……104／105
有酸素運動で脳に酸素を補給 軽い運動でも海馬が増え、記憶力がアップする……106
運動はいかにして認知症を予防するか（エビデンスまとめ）……108
いつやるの？ よい効果をもたらすための1日の運動スケジュール……109
副交感神経にスイッチ 寝る前3時間は「眠りのためのルーティン」を作る……110
快適な眠りは生活習慣から作られる……112
寝る前3時間はスマホも〝断食〟ストレスホルモンが減少し快適な眠りへ……114
スマホの強い光はストレスホルモン（コルチゾール）の分泌を増やし海馬を傷つける……116
スマホ断食（スマホからの解放）で得られるメリット……117
認知症リスクとなるカビ毒、歯周病菌 ハミガキは体内に毒素を蔓延させない重要習慣……118
歯周病は認知症のリスク／日常生活にひそむ認知症リスク……120／121
脳は新しいことに刺激を感じる 瞑想・音読・カラオケｅｔｃ、チャレンジ精神で楽しもう……122
楽しみながら脳を刺激 リラクセーションや睡眠の改善にも役立ちます……124
参考文献……125

第1章

「寝る前3時間に食べない習慣」をつけるだけで、なぜ認知症にならないの？

——これだけは知っておきたい、認知症といい睡眠との関係

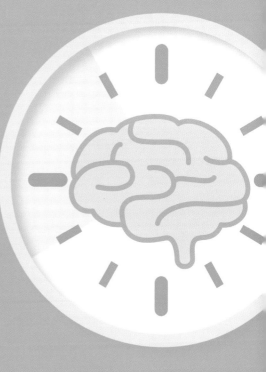

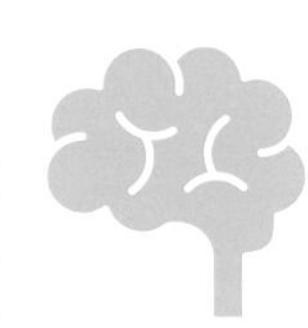

認知症のほとんどは、「脳のゴミ」がたまって進行？脳のゴミを取り除くよい眠りが予防と改善のカギ

何らかの原因で脳の神経細胞が壊れたり、働きが悪くなって認知機能が低下し、しだいに日常生活が困難になっていく病気、それが認知症です。

「今話したことを覚えていない」「何度も同じことを聞く」といった症状は、記憶力の低下で起こります。方向感覚や時間感覚が低下すると、迷子や徘徊につながります。注意力や判断力、理解力の低下が起こると「今、何が起きているか」「何をしたらいいか」がわからなくなり、周囲には理解し難い行動につながります。嗅覚機能が低下すると味や匂いがわからなくなるし、幻視や妄想に影響されて暴言や暴力が起こることもあります。

このように認知症の症状を並べると誰もが不安になりますが、認知症の徘徊や妄想などは、突然起こるわけではありません。「なんとなく物忘れが増えた」「気分が変わりやすくなった」程度の〝前段階〟が何年もあり、徐々に日常生活に支障が出るようになって発症が明らかになるのです。そこに関与しているとされるのが、年齢とともにたまっていく「脳のゴミ（老廃物）」なのです。

ゴミがたまる理由はいくつもあります。ストレスや免疫力の低下、不適切な食事などもその一因です。しかし、若いうちは、作られるゴミの量も少なく、そのゴミを分解・排出するメカニズムがしっかり働いているため、大きな問題は起こりません。

しかし、年齢とともにそのシステムの働きが悪くなり、たまり過ぎたゴミが脳の働きを低下させていきます。実際、アルツハイマー型認知症の人では脳のゴミを排出する「グリンパティックシステム」の機能が落ちていることが、画像検査で示されています（文献1）。

脳のゴミは、早ければ40代頃からたまってきます。まだ物忘れの自覚すらない年代ですが、対策としてまず気をつけたいのが質のよい睡眠を十分にとることなのです。

なぜなら脳にたまったゴミを体外に排出する機能は、睡眠中によく働きます。特に深くぐっすり眠っている間に、活発に作業を行います。そして、睡眠の深さには、普段の生活習慣、特に食事の仕方が大変重要です。

そのカギとなるのが、寝る前のたった3時間の行動です。ここを変えるだけで1日のリズムが整い、認知症を寄せ付けない、元気な脳の実現につながっていくのです。

「脳のゴミ出し」グリンパティックシステムは寝ている間に働く

体の細胞から出たゴミ（老廃物）は、全身に張り巡らされたリンパシステムによって回収され、洗い流されています。脳にはリンパ管がないので、脳細胞のゴミ出しは「脳脊髄液」の仕事。特に深い睡眠中には流れがよくなり、認知症の原因となる老廃物の除去を行っています。

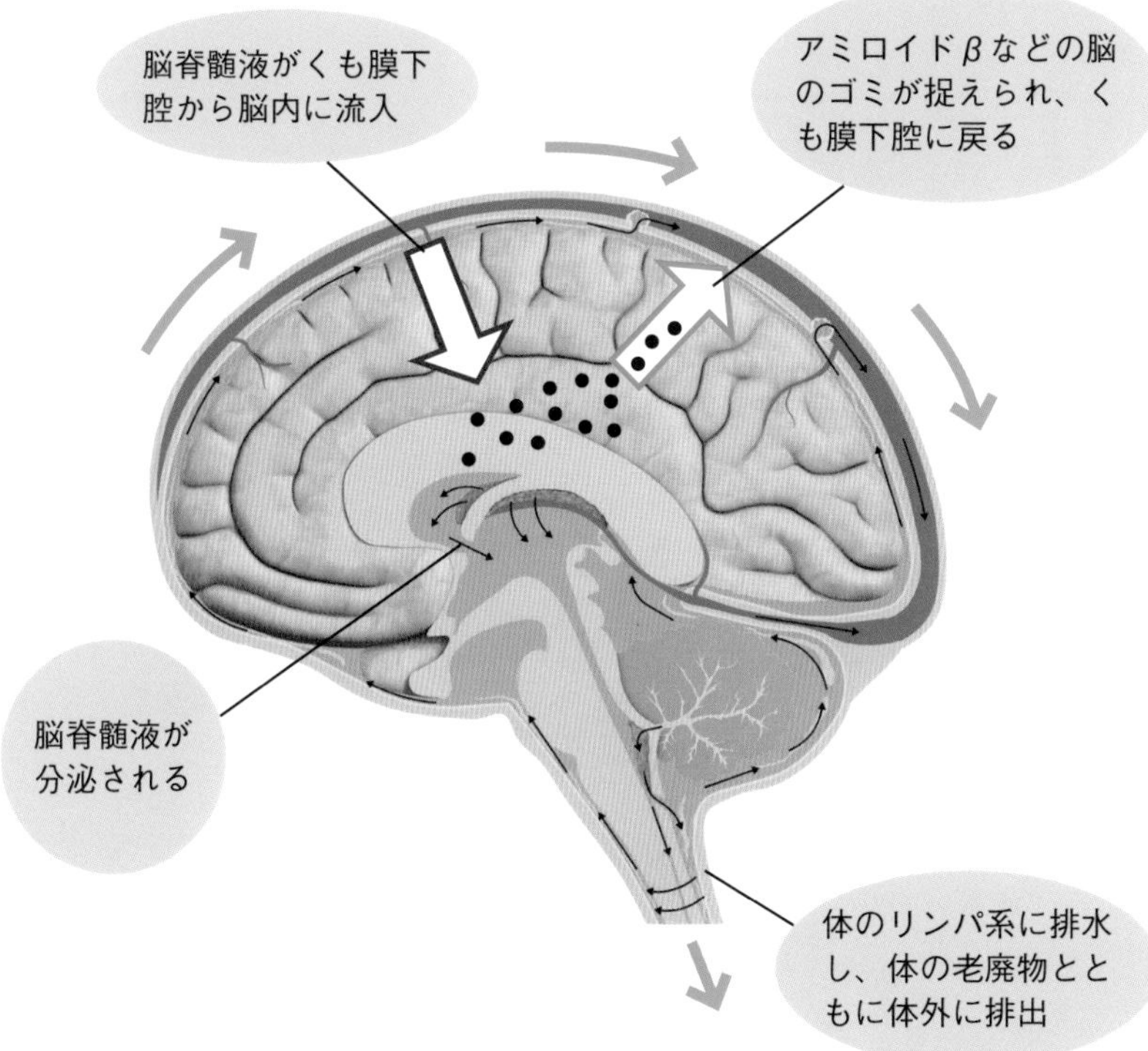
脳脊髄液がくも膜下腔から脳内に流入
アミロイドβなどの脳のゴミが捉えられ、くも膜下腔に戻る
脳脊髄液が分泌される
体のリンパ系に排水し、体の老廃物とともに体外に排出

脳脊髄液がくも膜下腔から動脈周囲に沿って脳内に流入し、細胞外腔に入って間質液（細胞と細胞の間を満たす液体）と混ざり合います。その際に脳内の老廃物が洗い流され、老廃物を含んだ液体は静脈周囲に沿って再びくも膜下腔に戻ります。これがグリンパティックシステムです。アルツハイマー型認知症ではグリンパティックシステムの機能が低下していることがわかりました。Neurology 99, e2648–e2660 (2022).

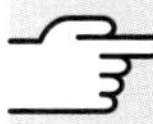

主な認知症の割合と原因となる脳のゴミ

脳のゴミは、認知症を発症する 20 ～ 30 年前から少しずつたまっていきます。睡眠の質を高めてグリンパティックシステムをしっかり働かせることは 40 代から始めておきたい認知症対策です。

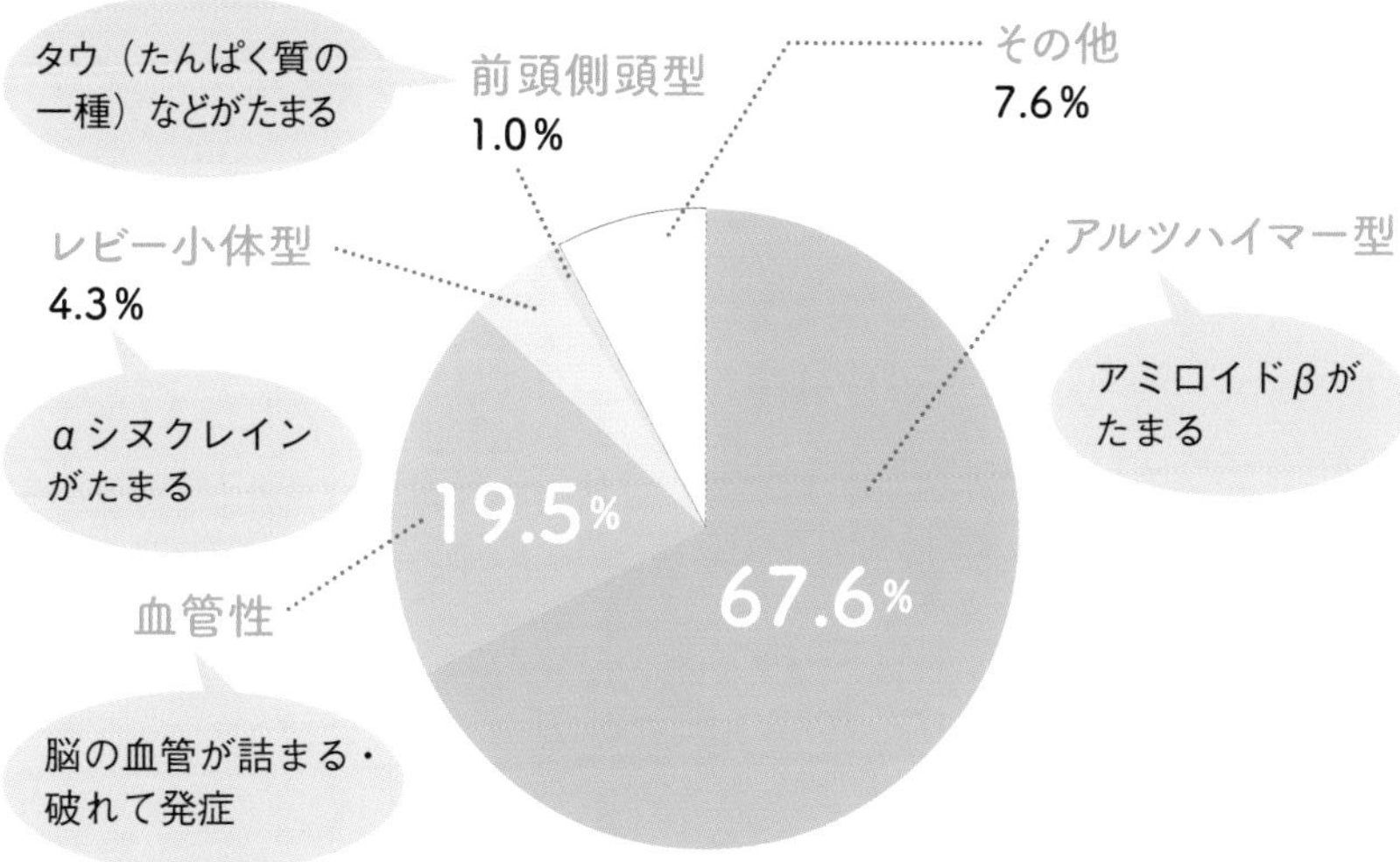

日本における四大認知症　発症の割合
（参考　厚生労働省・長寿科学総合研究事業・認知症対策総合研究事業・認知症有病率調査）
※血管性認知症以外の３つは脳のゴミが大きな原因

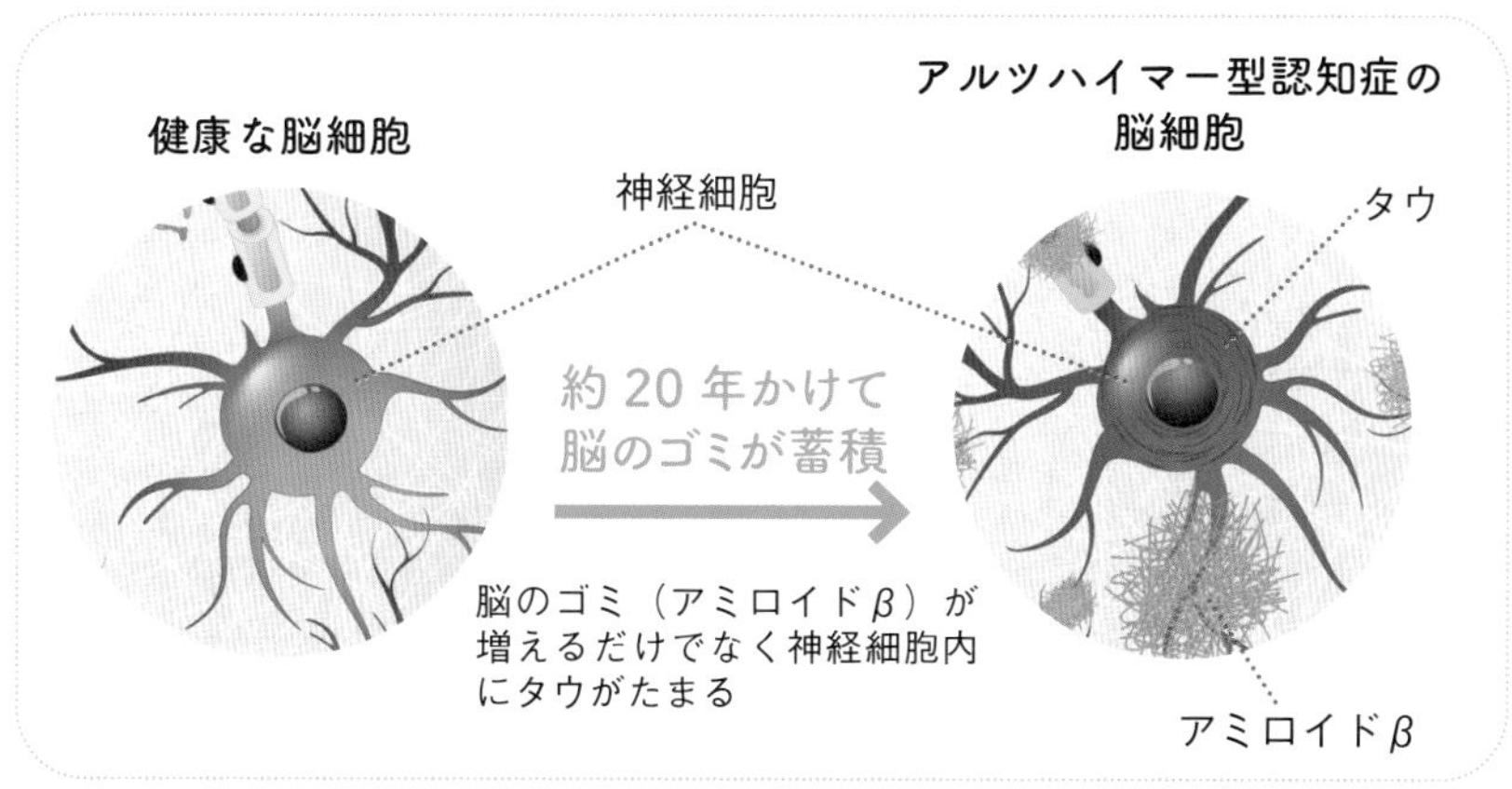

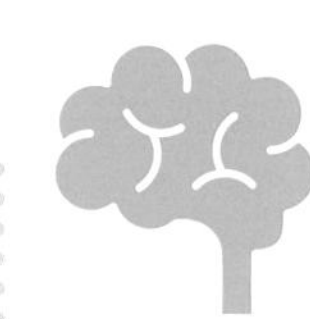

「寝る前3時間は食べない」で睡眠の質を高め認知機能の低下を防ぎ、全身のアンチエイジングにも

「眠りが浅くて、一晩に何度も目が覚めます」

40～50代になると、男女とも睡眠に関する悩みを持つ人が増えてきます。睡眠の問題は、脳のゴミ出し機能である「グリンパティックシステム」が働きにくくなることにつながります。そういう方に1日のライフスタイルを聞いてみますと、そもそも仕事の都合で夕飯が遅めだったり、夕飯の後ゆっくり晩酌を楽しむので寝る直前まで食べている、という話をされることがよくあります。

また、「おなかが空くと眠れないから寝る前に食べます」とか、「寝ようとすると目が冴えてしまうので、一杯飲んでからベッドに入ります」など、夜食・寝酒の習慣がある方も実に多いのです。

このような方の場合は、まず寝る前3時間に食べたりお酒を飲んだりするのを止めることで、睡眠の質を改善できます。

また、胃に負担がかからなくなるので、翌朝すっきり目が覚めます。胃痛や胃もたれ、下痢・便秘などの胃腸症状を感じていた人は、それがないことに気づくかもしれません。しばらく続けていれば体重が減りやすくなるので、メタボ体型からも脱却できるかもしれません。血圧や血糖値のコレステロールのコントロールもしやすくなります。

このように普段の生活習慣を少し見直すだけで、加齢とともに感じやすい不調が起きにくくなり、体が軽くなって運動しやすくなり、さらには肌のトラブルが起きにくく顔の肌つやもよくなります。

■生活習慣病を改善すれば、認知症も防げる

つまり、生活習慣を正しく改善することは、認知症予防のみならず、体の中や外見のアンチエイジングにもなるのです。世界的な医学雑誌「ランセット」が発表した論文では、高血圧や高血糖など生活習慣病を改善することで認知症になるリスクを減らせることが示されています（文献２）。認知症にはアルツハイマー型認知症だけでなく、血管性認知症、レビー小体型認知症など様々な種類がありますが、生活習慣病を見直すことで多くの認知症を予防することができるのです。

■認知症にならないために「SCI」「MCI」を見逃すな

最近は、「主観的認知障害（ＳＣＩ）」「軽度認知障害（ＭＣＩ）」という認知症の前段階があることが知られるようになってきました。「物忘れが増えた」や、「ちょっとした不注意やケアレスミスが目立つようになった」と感じるようなら、これにあてはまる可能性があります。

認知症にならないようにするために、特に見逃したくないのが「ＭＣＩ」です。ＭＣＩは日常生活に支障は出ていませんが、認知機能は低下し始める段階です。ＭＣＩから認知症になる割合は、研究によって異なりますが、毎年10％といわれています（文献３）。これは現時点でＭＣＩと診断された人を集めて放置した場合、５年間で約半数が認知症を発症するという計算になります。

逆に考えれば、ＭＣＩの段階で適切な対策や治療を行えば、認知機能を改善できる可能性があります。寝る前３時間は食べないという生活習慣も、この先の認知症リスクを減らすための適切な対策の一つなのです。

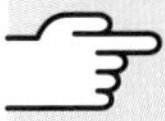

認知機能の低下は40代後半から始まる

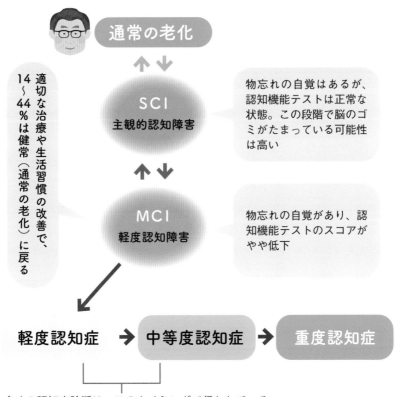

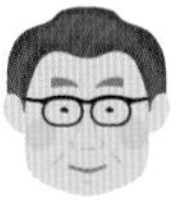

通常の老化

↑↓

SCI
主観的認知障害

物忘れの自覚はあるが、認知機能テストは正常な状態。この段階で脳のゴミがたまっている可能性は高い

↑↓

MCI
軽度認知障害

物忘れの自覚があり、認知機能テストのスコアがやや低下

適切な治療や生活習慣の改善で、14～44%は健常（通常の老化）に戻る

軽度認知症 → 中等度認知症 → 重度認知症

多くの認知症診断は、このタイミングで行われている

認知症前段階はここでチェック。
ポイントは「日常生活には支障がない」

・仕事で細かなミスが増え周囲の目が気になる
・最近のできごとが思い出せない
・料理などで細かい作業が面倒になり、手抜きになる
・続けてきた趣味や推し活などに興味が持てなくなった

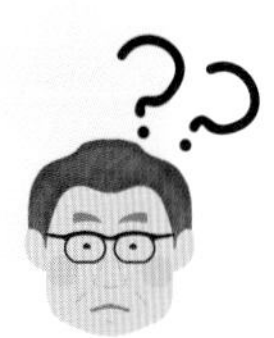

時間栄養学を知っていれば認知症への栄養効果はもっと引き出せる

認知症の予防には、どんな方法を思いつきますか。クイズやパズルなど、いわゆる「脳トレ」よりも、より確実な効果があるのは食事の内容や食べ方を工夫することです。

特に、40代後半からは認知機能が徐々に低下していくという報告があります。MCI（軽度認知障害）にならないためには、食事の見直しは大変重要なポイントです。私もまもなく50歳になろうという年齢ですので、国内外で発表されるエビデンスを確認しながら自分の生活に積極的に取り入れ、その経験を日々の診療に生かしています。

何を食べるかということも重要ですが、食べ方も意識する必要があります。たとえばオーガニックで健康によい食材を使ったとしても、それをどのように食べるかによって脳や体の反応は大きく変わってきます。特に、食べるタイミングは重要です。皆さんが普段食べているものが、「時計遺伝子」という生体リズムを調節している遺伝子の働きを変えてしまうことがあります。

たとえば、夜に甘いものを食べると太りやすいといったことは、皆さんも一度は経験したことがあるのではないでしょうか。このように、いつ何を食べるかによって変化する生体の仕組みを研究する学問が「時間栄養学」です。

ちなみに、他にも「1日12～16時間のファスティング（断食）がアンチエイジングによい」という話を聞いたことはありませんか？　これは、空腹時間を長くとることによって、細胞中の老廃物などを分解する「オートファジー」という機能が働いたり、「サーチュイン」と呼ばれる「長寿遺伝子」が活性化するといった変化が起こるからです。

オートファジーと長寿遺伝子の活性化は、どちらも認知症の予防に有効であり、そのために一定以上の長さのファスティング、つまり空腹時間を確保することは重要です。

寝る前の3時間は食べないようにして眠りにつけば、7～8時間眠るとして翌朝起きたときにはすでに10～11時間もファスティングができています。起床後に水やお茶で水分を摂りつつ1～2時間後に朝食をとれば、12時間程度の「食べない時間」が作れます。寝る前の3時間に食べないだけで、無理なく「脳のゴミを取り除く睡眠」「ファスティングによる体の若返り」につながっていくのです。

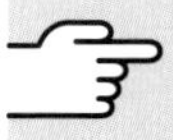

寝る前３時間食べないとどうなるの？

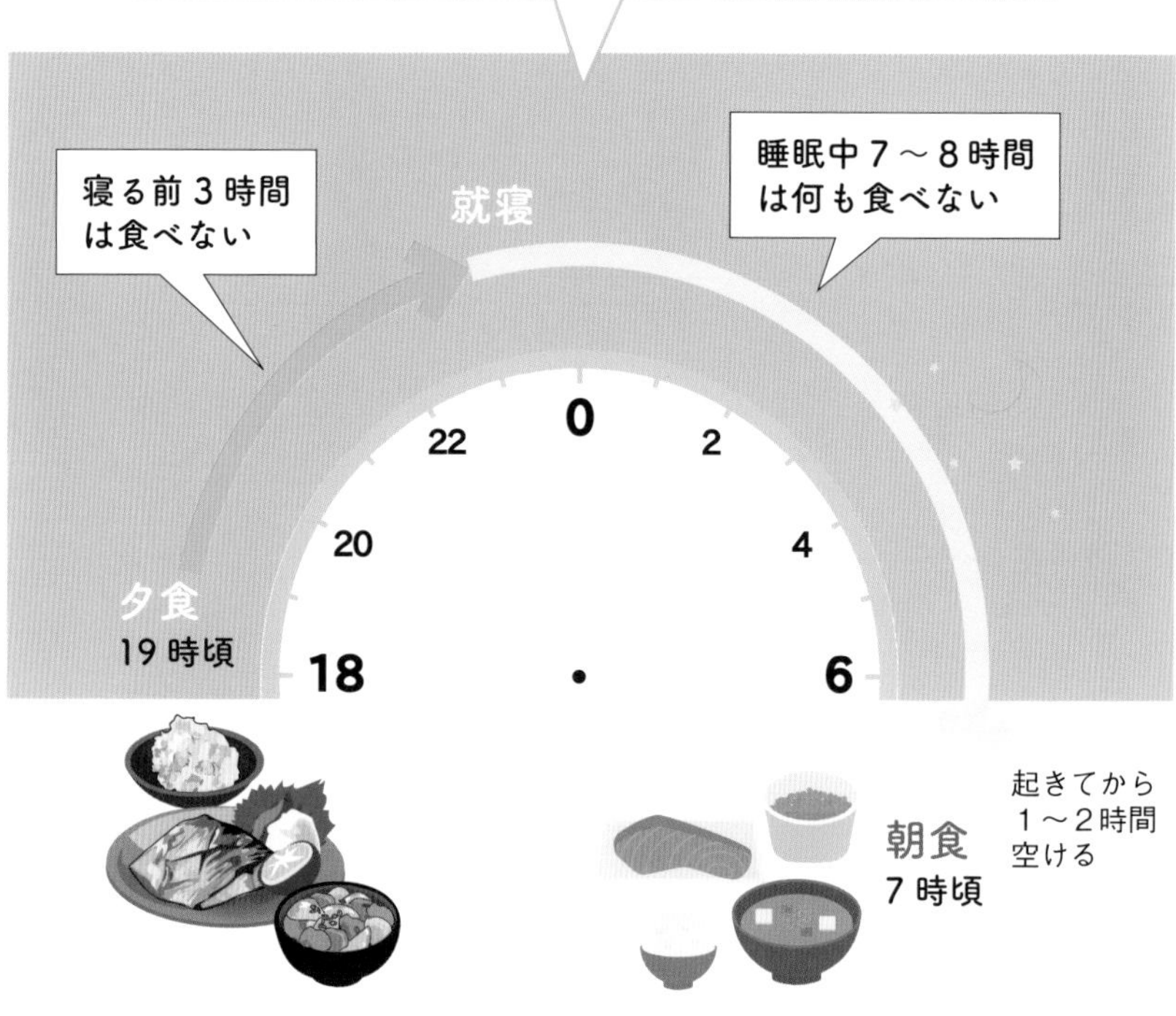

ファスティングには注意も必要

一口にファスティングと言っても「月に一日だけ食べない」、「月に５日間、カロリーを半分にする」など様々な方法が提唱されています。どの方法が一番優れているかはまだ明らかになっていません。ただし何日間も絶食するような極端な方法をいきなり始めると、頭痛、疲労、吐き気、めまい、集中力低下、胃腸の不快症状、活力低下などが起き、体を壊してしまうこともあるため注意が必要です。ファスティングを本格的に行うなら、医師や専門家の指導のもとで行うことが重要です。

食べない時間がもたらすメリット

「寝る前3時間＋睡眠時間で12時間食べない」のような間欠的ファスティングで体にどんな影響が期待できるの？

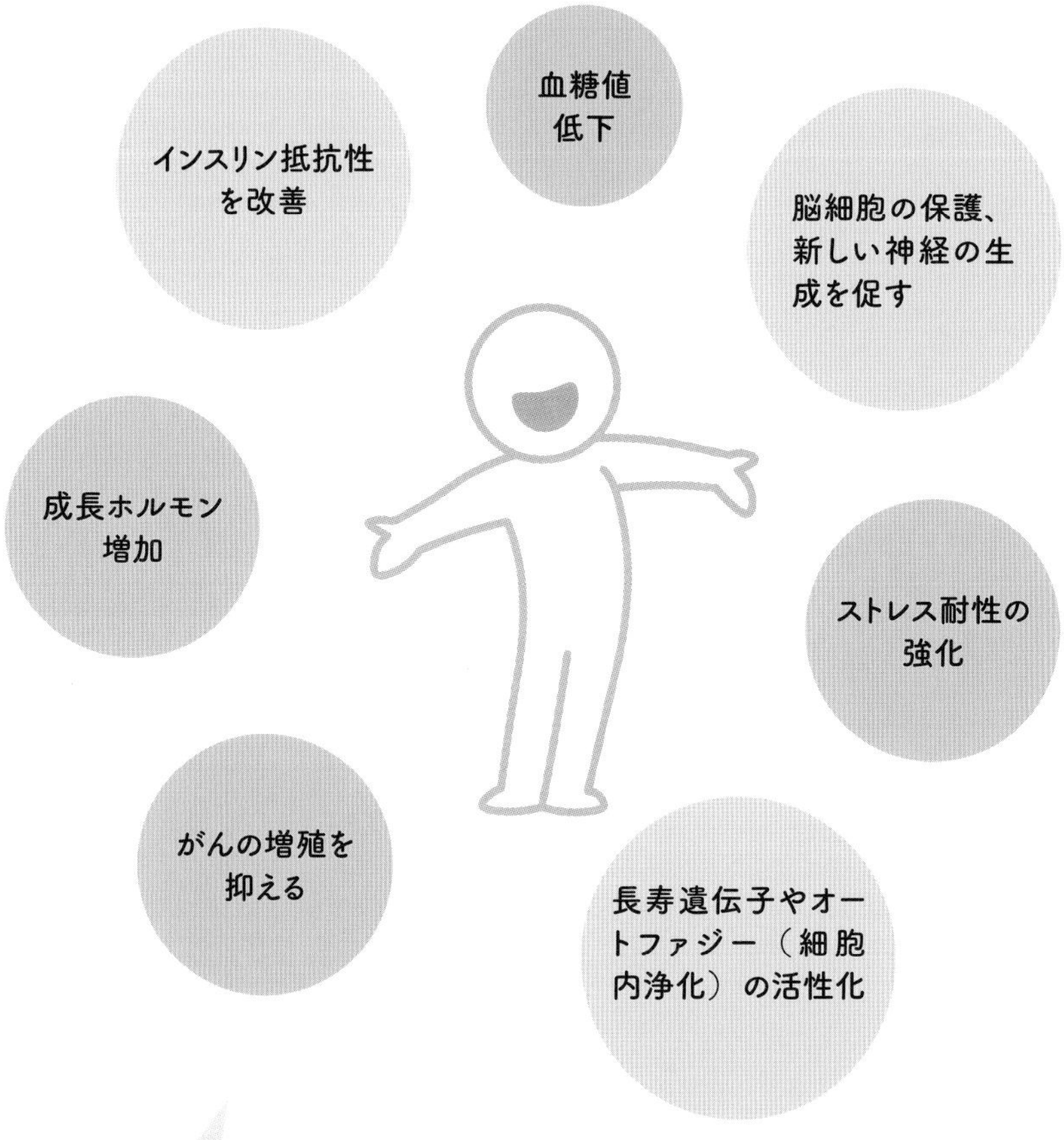

血糖値低下

インスリン抵抗性を改善

脳細胞の保護、新しい神経の生成を促す

成長ホルモン増加

ストレス耐性の強化

がんの増殖を抑える

長寿遺伝子やオートファジー（細胞内浄化）の活性化

この他、体重が落ちる、抗酸化力が高まる、炎症を抑制するなども期待でき、これらによりアルツハイマー型認知症やパーキンソン病などの神経変性疾患の予防につながる可能性が考えられています。

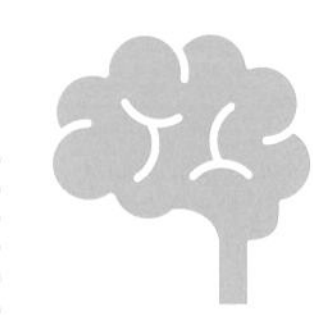

寝る前3時間に食べていると睡眠中に起こるこれだけのデメリット

では、寝る直前まで食べたり飲んだりしていることにより、体にどんな影響があるのでしょうか。

まず、胃では食べたものと消化に必要な胃酸が残っているため、夜中に胃酸が逆流して逆流性食道炎の原因になります。また、食事の際に水分を摂ることで夜中にトイレに行きたくなり、何度も目が覚めるという夜間頻尿で困っている人も多いです。

寝酒の問題はさらに深刻です。アルコールは脳の働きを低下させます。睡眠薬と似たような作用があるので一時的には眠くなりますが、実は睡眠は浅くなり、質が悪くなるため、「脳のゴミ出し」もうまく働きにくくなります。以前は「少量のお酒を飲んでいる人のほうがむしろ認知症になりにくい」といわれていましたが、最新の研究では「少しのお酒でも認知症のリスクになる」といわれるようになってきました。

しかし、自分で実感できる症状はまだいいのかもしれません。問題はむしろ、自分では気づきにくい「睡眠中の血糖値スパイク（血糖値の急上昇・急降下）」という現象です。

■寝る前の糖質で睡眠中に血糖値が乱高下

食べたものをエネルギーにするために不可欠なのがインスリンです。膵臓から分泌されるホルモンで、エネルギーの元になる糖（ブドウ糖）を細胞の中に送り込むという働きをしています。食事をして血糖値が上がるとインスリンが分泌され、食事の中の糖は細胞に取り込まれて血糖値が下がります。健康な人の場合、食事をしてからおよそ30～60分で血糖値が最も高くなり、4～5時間すると最も低くなります。

ところが、寝る前に糖質を摂ってしまうと、寝ている間に血糖値が急激に上がり、その結果インスリンが過剰に分泌され、その後急激に血糖値が下がるという現象が起こることがあります。この血糖値の急激な変動により自律神経が乱れ、特に低血糖になったときには脳を覚醒させるアドレナリンなどのホルモンが分泌されるため、眠りが浅くなります。逆に高血糖になったときには、エネルギーにならず余った糖が中性脂肪となり体に蓄えられるので、肥満や脂肪肝などの原因になります。

さらに怖いことには、高血糖の状態が続くと、徐々にインスリンの働きが悪くなり、糖をエネルギーに変えることが難しくなります。これが糖尿病の原因であり、インスリンが効きにくくなることを「インスリン抵抗性」と呼びます。

インスリン抵抗性は脳でも発生することがあります。こうなると、いくら食べても脳は糖をエネルギーに変えることができなくなるので、慢性的なエネルギー不足の状態に陥ります。これが認知症の症状に悪影響を与えている可能性があります。

■アルツハイマー型認知症は脳の糖尿病だった

アルツハイマー型認知症は、「第3の糖尿病」といわれることがあります（文献4）。これはアルツハイマー型認知症では発症する前から、脳の特定部位においてインスリン抵抗性が見られるからなのです。

したがって、アルツハイマー型認知症を予防するためには、砂糖のような糖質を控えて血糖値をできるだけ急激に上げないようにしたり、血糖値を低く保つために空腹時間を長く確保したりすることが有効だといえるのです。

寝る前３時間の食事で いい眠りがとれなくなる理由

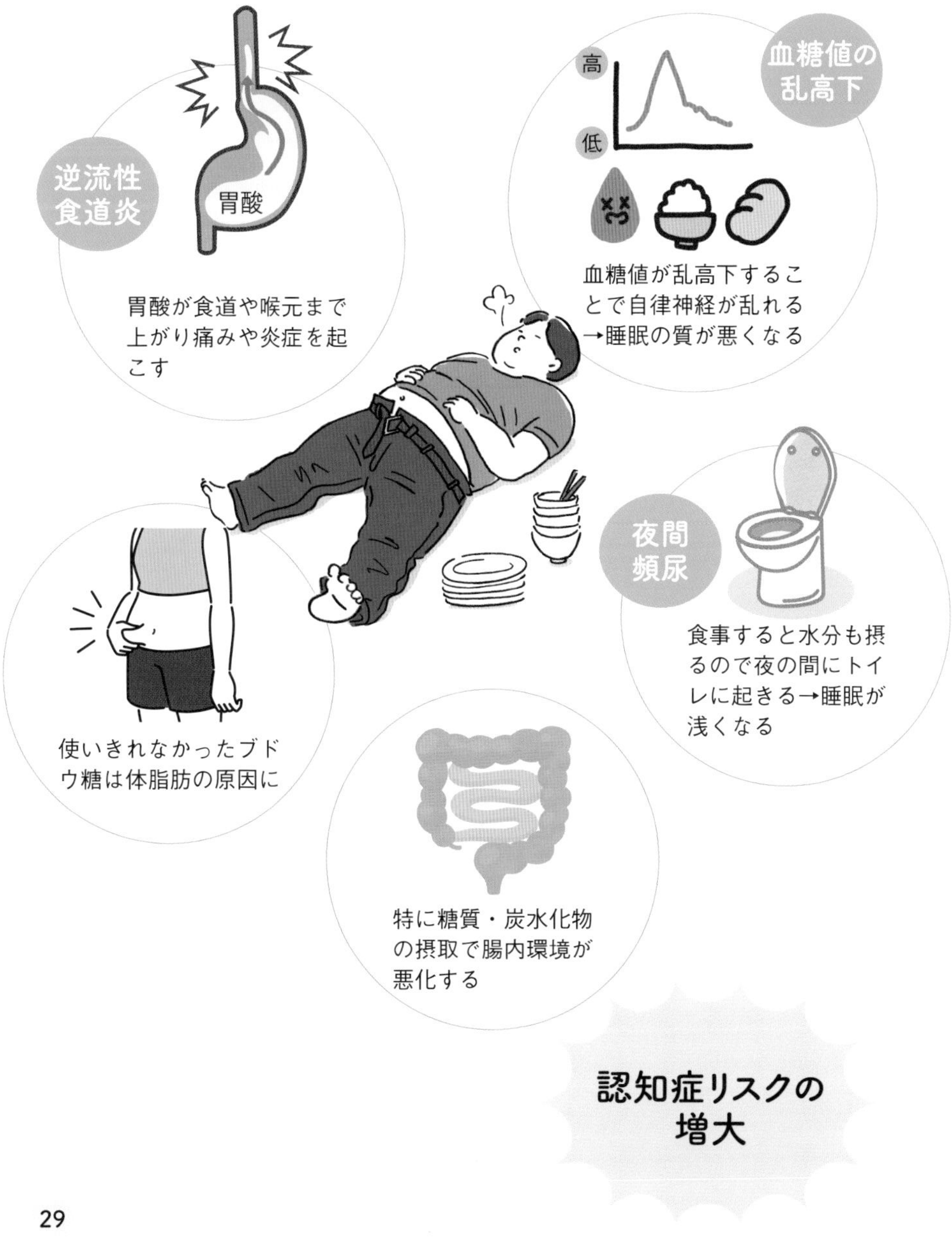

逆流性食道炎

胃酸

胃酸が食道や喉元まで上がり痛みや炎症を起こす

血糖値の乱高下

高

低

血糖値が乱高下することで自律神経が乱れる→睡眠の質が悪くなる

使いきれなかったブドウ糖は体脂肪の原因に

夜間頻尿

食事すると水分も摂るので夜の間にトイレに起きる→睡眠が浅くなる

特に糖質・炭水化物の摂取で腸内環境が悪化する

認知症リスクの増大

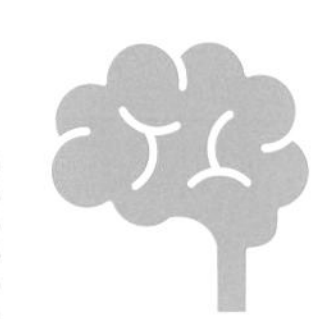

「寝る前にどうしても食べたい」は、すでに脳に栄養が届きにくい状態かも

「寝る前に食べてはいけないことはよくわかりました。でも、おなかが空いていたら眠れないでしょう」

たしかに空腹になるとイライラして眠りを妨げられることがあります。

もしその日に晩ご飯をしっかり食べる時間がなかったならば、仕方ありません。必要な栄養を摂るためにも、あまり胃に負担にならない消化の良いものをよく噛んでゆっくり食べましょう。

しかし、今さっき、しっかり夕飯を食べたというのに、なぜか寝る時間になると空腹を感じているという場合、いったい体の中で何が起こっているのでしょうか。

「おなかが空いた」という空腹感の主な原因は低血糖です。低血糖になると、細胞のエネルギーの元になるものが少ないので食べ物が欲しくなります。また、お酒を飲んだ人は、アルコールに食欲を亢進させる作用があるため、何か食べたくなるということもあります。日頃から不安やイライラした気持ちを抱えている人は、ストレスの影響もあるかもしれません。ストレスがかかると「コルチゾール」などのホルモンが分泌され、それらの影響によってさらに何かを食べたくなります。

このようにして起こる空腹感を、糖をふんだんに使用した甘いお菓子やジュースで紛らわせていると、インスリン抵抗性が発生し、インスリンが分泌されても糖を細胞に取り込めずエネルギーに変えることができない状態になります。

こうなるといくら食べても脳はエネルギー不足のままで、「何か食べたい」と強く感じてしまうのです。

このようなときには、ストレスを緩和することも大切です。軽いストレッチやヨガのような体操をするのも、リラックスできておすすめです。口にするものは、糖が少なくたんぱく質が多めのもの、たとえば、適度に温めた無糖の豆乳、アーモンドミルク、オーツミルクなどがよいでしょう。

■晩ご飯や晩酌の後にちょっと寝てしまう人

食べ過ぎや糖の摂り過ぎなどの生活習慣によりインスリン抵抗性が発生すると、血糖値が急激に上がり、そのあと急激に下がる「血糖値スパイク」が起こりやすくなります。

このときよく見られる症状が「食べると眠くなる」というものです。

夕飯や晩酌のあと、軽くうたた寝をするのは至福のひとときであるとはいえ、そこで寝てしまうと夜になっていざ寝ようとしたときに目が冴えて眠れなくなってしまいます。

これが原因となって「眠れない」「寝酒をする」という悪循環にはまっている人も、多いのではないでしょうか。

食後のうたた寝が習慣になってくるのは、多くは中年以降です。歳を取るほどに、少しずつインスリンの効きが悪くなり、食後の高血糖が起こりやすくなっている可能性があります。眠くなっているということは、脳の働きが悪くなっているということです。働き盛りの中年であれば、仕事のパフォーマンスにも直結する大問題です。

食事の際はおかずから食べ、お米やパン、麺類は最後にする、炭水化物は控えめにする、よく噛んでゆっくり食べる、食べてから軽く運動するなどにして、血糖値が急激に上がらないように工夫をしましょう。糖尿病になっていなければ、インスリン抵抗性は改善できる可能性があります。そうすれば、血糖値が上がりにくくなり眠気を感じずに活動できるようになります。

寝る前に食べてしまう習慣の背景にはこんな悪循環が

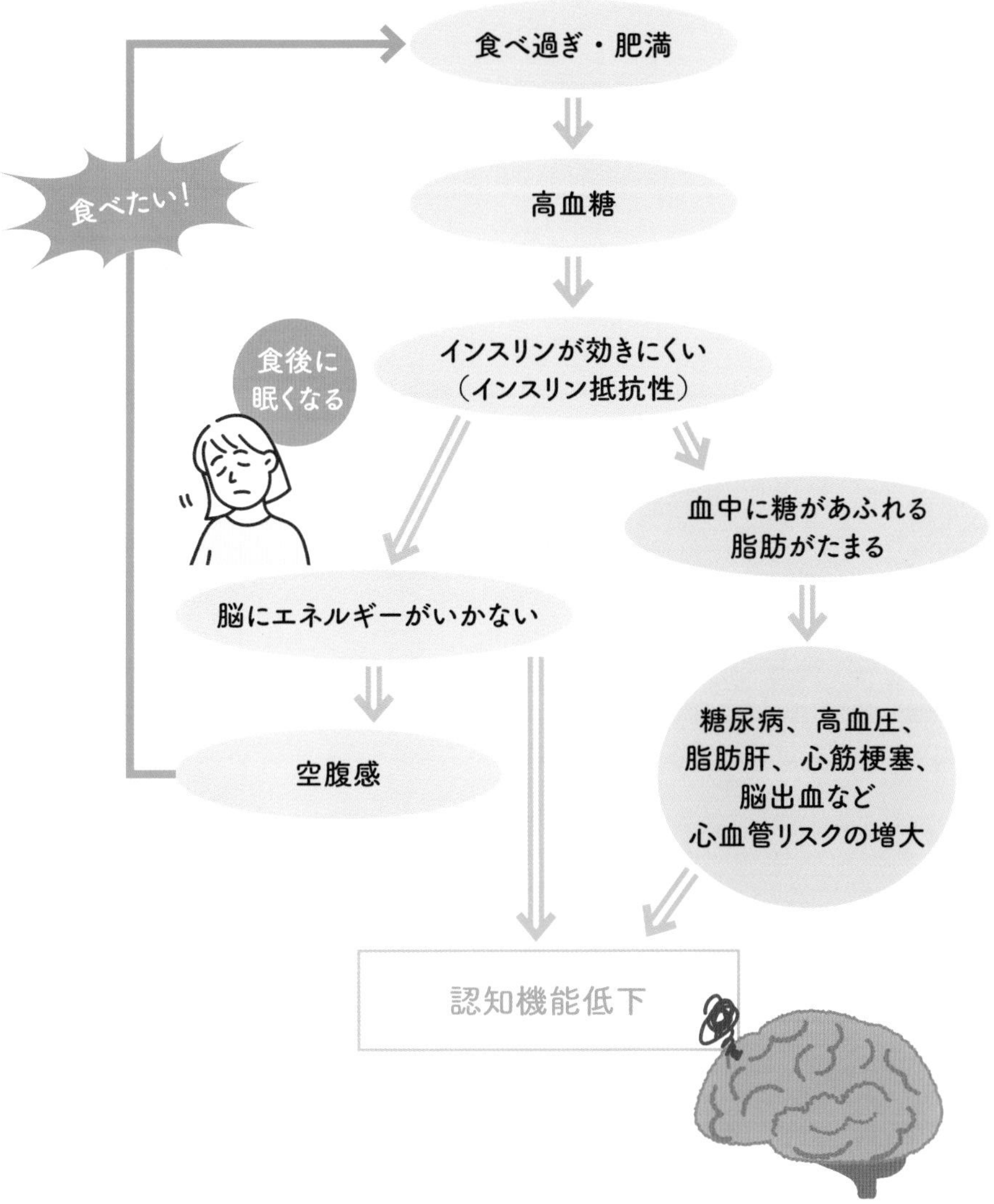

食べ過ぎ・肥満

⇓

高血糖

⇓

インスリンが効きにくい
(インスリン抵抗性)

食後に
眠くなる

⇓

血中に糖があふれる
脂肪がたまる

⇓

糖尿病、高血圧、
脂肪肝、心筋梗塞、
脳出血など
心血管リスクの増大

⇓

脳にエネルギーがいかない

⇓

空腹感

⇓

食べたい!

⇓

認知機能低下

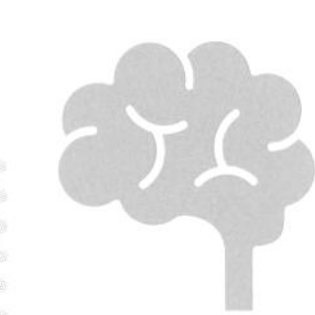

40～60代の多くは睡眠不足 眠りの時間がとれない人こそ、寝る前3時間の対策を

よく眠れた朝は気分もすっきり、胃腸の調子がよくて朝ごはんがおいしい。頭もクリアで、ちょっと面倒なことにでも前向きに取り組む気になれる。

いい睡眠はこんな効果をもたらしてくれますが、そんな朝はめったにないという方も多いかもしれません。

「毎日、わりとよく寝ているほうですが」という方も、普段どれぐらい睡眠時間をとれているか、一度確認してみましょう。

もともと、ＯＥＣＤ（経済協力開発機構）の調査などでも、日本人は世界の中でも睡眠時間が短い傾向が知られています。

「寝る間も惜しんで取り組む」という言い回しもあるほどで、仕事や勉強、趣味などのために睡眠時間を減らすことがむしろ称賛される風潮が、関係するのかもしれません。

直近で２０２１年の調査では、日本人の平均睡眠時間は、女性７・25時間、男性７・46時間となっています。ただしこれを年代別に見ると、男女とも40代、50代では平均６時間台の睡眠しかとれていません。

■なぜ忙しい世代こそ眠れないのか

たった1日でも寝不足になると、次の日に頭がぼーっとして大切なことを忘れてしまったり、メンタルが安定せずに落ち着いた受け答えができなかったりするものです。

ある調査では、６時間睡眠を14日間続けると、２日間徹夜したのと同じぐらいの認知機能になるという報告があります（文献５）。

20代頃までは何もしなくてもぐっすり寝られる人が多いのですが、中高年になると睡眠のリズムが乱れやすくなり、ちょっとした環境の変化やストレスでも睡眠が浅く、時間も短くなりがちです。

これには、加齢に伴ってメラトニンという睡眠ホルモンの分泌量が減ってくることが関係します。生活環境では、仕事や家事、育児などの忙しさがあり、ストレスが多くのしかかる年齢。女性の場合、月経前後の女性ホルモンのゆらぎや更年期からの女性ホルモン減少などの影響も受けます。

私が気になるのは、睡眠時間が十分とれない人ほど、食事習慣について話を聞いていくと夕食の時間が遅く、寝る直前に食事をせざるを得ないことが多いということです。

もし今の生活の中で睡眠時間を長めにとることが難しいなら、せめて睡眠の質を高めて熟睡し、認知症の元になる脳のゴミが頭の中にたまらないようにしてほしいのです。

そのための一つの方法として、寝る前3時間は食べない習慣を取り入れていただきたいと思います。これが本書に込めた思いであり、忙しい現代に生きる皆さんへの提案なのです。

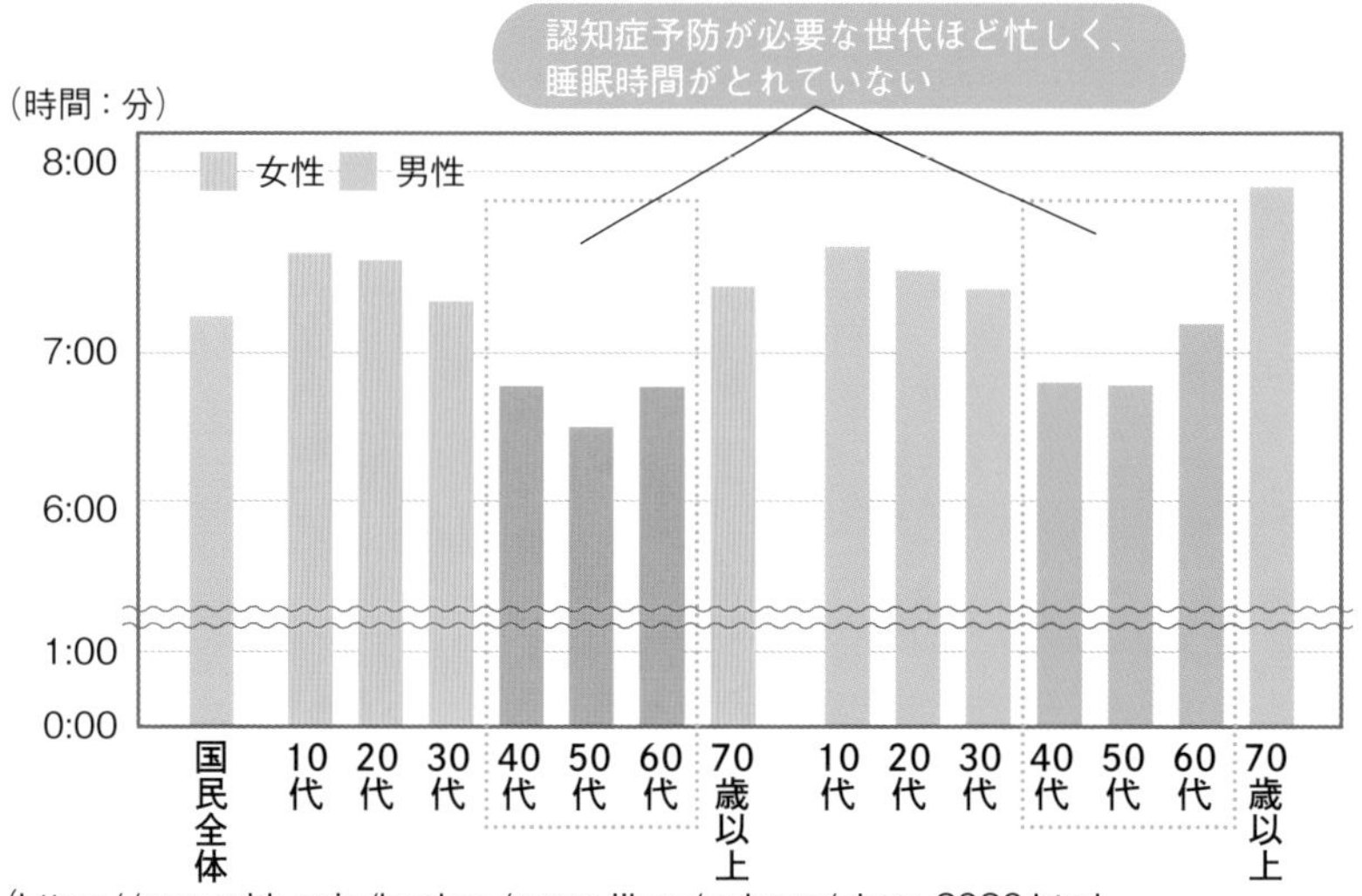

（https://www.nhk.or.jp/bunken/yoron-jikan/column/sleep-2020.html
NHK2020年調査（NHK放送文化研究所）

脳のゴミ出しが盛んな深い眠りはいつ出るの?

一晩の睡眠サイクル（一例）

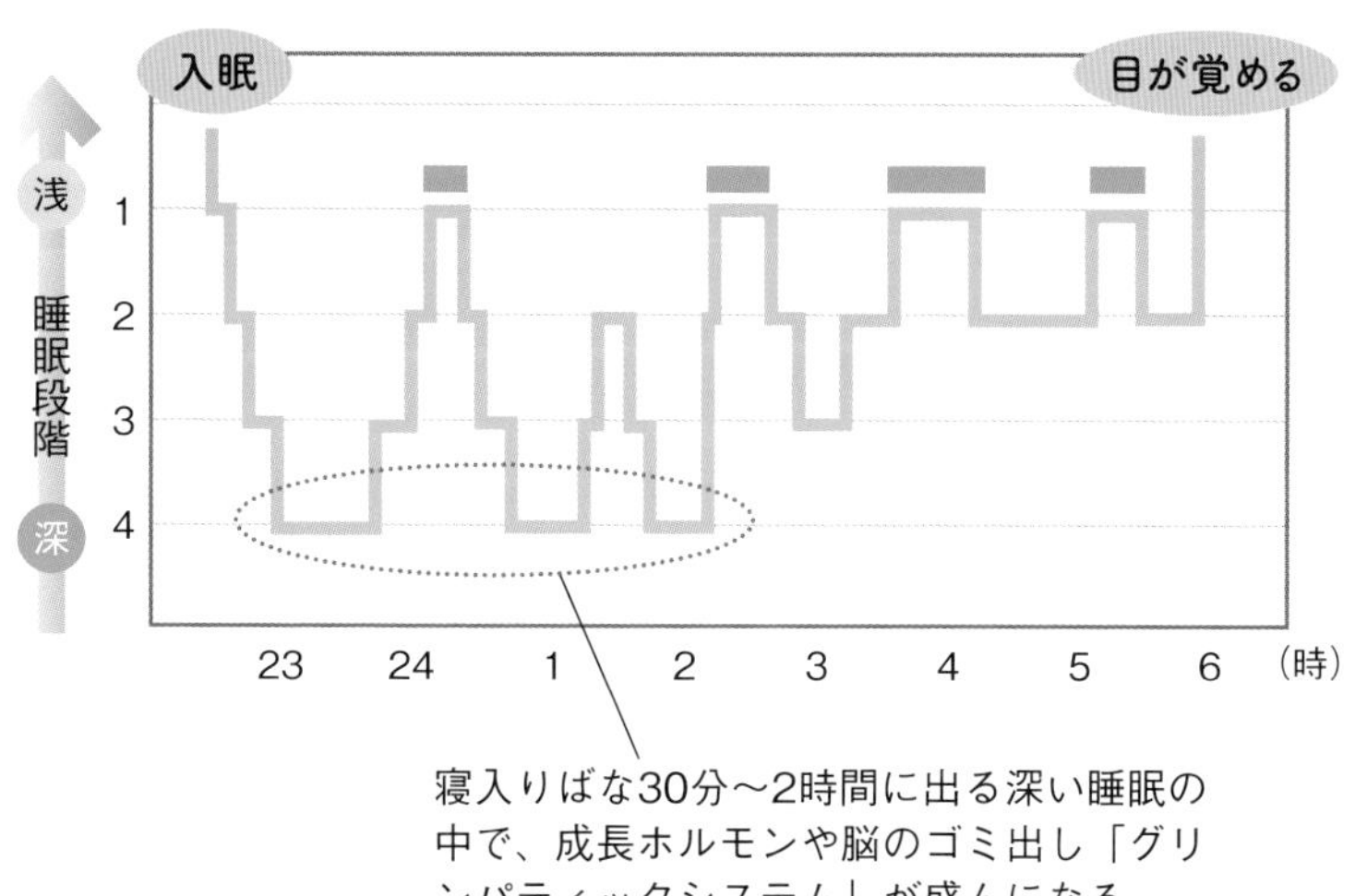

年代ごとの睡眠時間と眠りの質

年齢とともに睡眠時間は減ってくる。中でも減ってくるのは、脳のゴミ出しに重要な深いノンレム睡眠なので、脳のゴミ出しのためにはいい眠りを大切にすることが欠かせない。

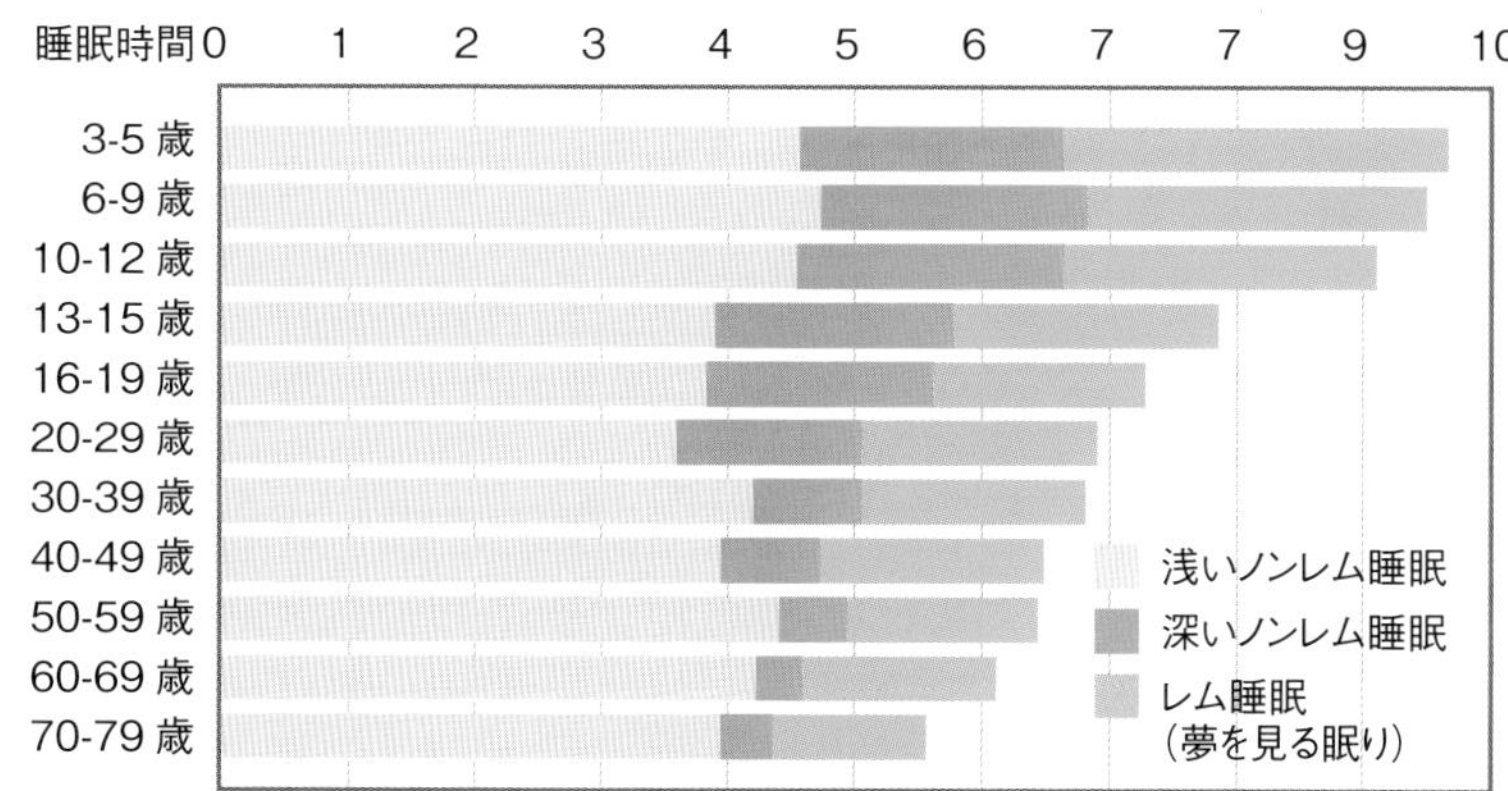

出典：厚生労働省 e- ヘルスネット「高齢者の睡眠」
榎本 みのり　独立行政法人 国立精神・神経医療研究センター 精神保健研究所

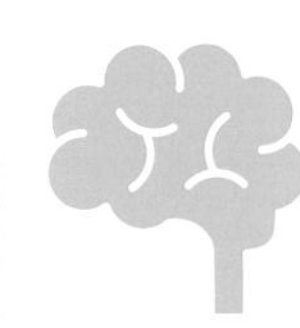

脳のゴミ出しができる「深い眠り」の引き出し方
短時間睡眠でもうまくいく？

ここまで、脳のゴミ出しができるいい睡眠と寝る前3時間の生活習慣について、お話をしてきましたが、実際に自分がいい睡眠をとれているかどうかは、どこで判断したらいいのでしょうか。

自分で自覚する目安の一つとして、夢をよく見るかどうかということがあります。夢をよく見ている人は睡眠が浅いかもしれません。

誰でも、一晩のうちに夢を見ています。しかし睡眠リズムが整っていれば、起きたときにはほとんど覚えていないことが一般的です。ストレスやアルコールなどが影響して睡眠リズムが乱れると、夢を見ている時間に目が覚めてしまうので、夢の内容を覚えているということが増えてきます。不眠を感じていた人でも、治療を受けてよくなってくると「最近は、夢を見ないでぐっすり眠れています」と話すようになります。

「睡眠時間はとれているはずなのに、朝起きたときだるさや疲れがあります」

「昼間に強い眠気があって、電車でもシートに座るとすぐ寝てしまいます」

これらは、熟睡できていないときに朝や日中に現れやすい症状の一つです。

これまでと同じ睡眠時間をとっているはずなのに最近こうした不調を感じるなら、睡眠リズムが乱れやすくなってきているのかもしれません。

■睡眠時間の長さと質は比例しますか

年齢とともに誰でも睡眠は浅くなります。仕事で残業や夜勤が多く、寝る時間が一定ではなかったり、家に帰ってから寝るまでにゆっくりする時間がとれなかったりすると、若い頃には何とかなっても、歳を取るにつれてその影響は無視できないものになっていきます。

脳のパフォーマンスを維持し認知症を予防するためには、ある程度の睡眠時間を確保する必要があります。統計的には、睡眠時間 7~8時間の人が、一番認知症になりにくいというデータがあります。このぐらいの睡眠時間がとれると、一晩で何回か深い睡眠に入るタイミングがあるので、脳のゴミを洗い流すチャンスも多くなります。

一方、睡眠時間が短くなれば、それだけ深い睡眠に入る回数も少なくなります。

短時間睡眠でライフスタイルを効率化するということをすすめる人もいますが、短期的には問題がなくても、長期的には認知症のリスクを高める可能性があるため、あまりおすすめできることではありません。

■早く寝すぎると睡眠は浅くなる

一方で、睡眠時間の長さにこだわりすぎると、逆によくない場合もあります。特に高齢の方がしばしばやりがちなのは、あまりに早い時間に布団に入ってしまうことです。

夕食後、眠くなったときにそのまま布団に入って8〜9時に入眠し、夜中の3〜4時頃に起きてしまい、「早く目が覚めてしまう」と悩んでしまう人がいます。しかし、8時に寝て4時に起きてもすでに8時間寝ていることになるので、目が覚めるのは当たり前。逆に朝の6〜7時頃まで眠れるとしたら、それは寝すぎといえるのです。

睡眠時間が長くなりすぎると眠りは浅くなり、睡眠の質としては悪くなることがあります。十分な睡眠時間をとっているのに熟睡できないと感じる方は、睡眠時間を短くしてみましょう。

たとえば普段夜9時に寝ているのなら、10〜11時まではリビングで過ごし、それから布団に入るようにしてみてください。実は、睡眠時間が長すぎても、認知症のリスクは上がります。睡眠は長さも重要ですが、それ以上に深さが重要なのです。

睡眠時無呼吸症候群は認知機能低下につながる

睡眠時無呼吸症候群は寝ている間に呼吸が止まったり浅くなったりする病気です。このとき脳が酸欠になるので苦しくなって熟睡できなくなり、日中もぼんやりして物忘れがひどくなったりします。自分ではよく眠れていると思っていても、周りから「いびきがひどい」「息が止まって苦しそう」などと言われたら、耳鼻科や呼吸器内科などの専門外来を受診しましょう。

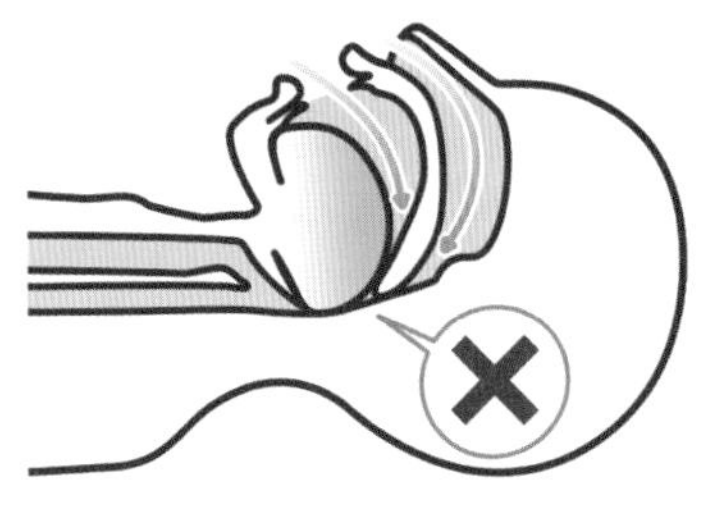

「睡眠時間はとれているはず……」の人に多い睡眠不足

呼吸が止まったり，浅くなったりする回数が1時間に5回以上に増加すると睡眠時無呼吸症候群と診断される。

脳の酸欠状態を防いで認知症を予防

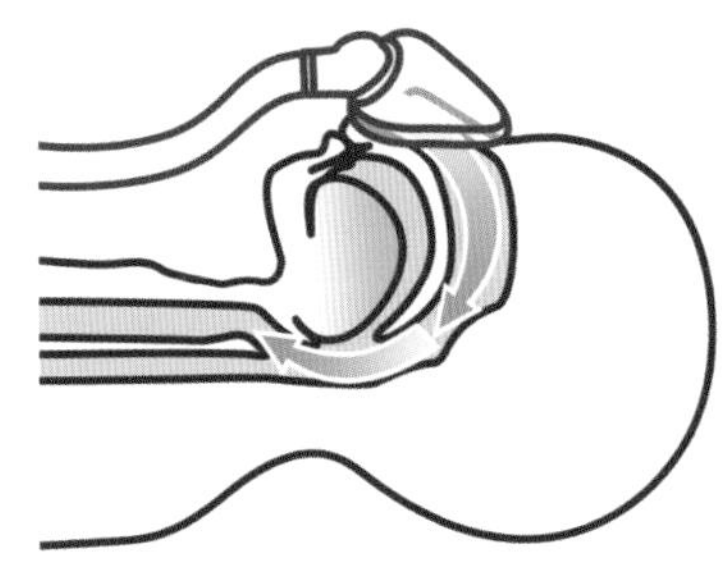

空気に圧力をかけて鼻から送り込み、呼吸を助けてくれるCPAP（経鼻的持続陽圧呼吸療法）を行うことで頭がスッキリして、物忘れなどが改善される人も多い。

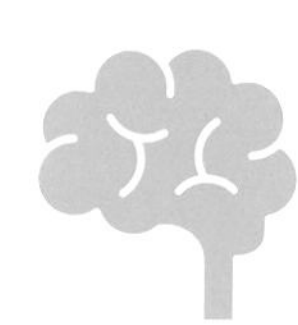

認知症は生活習慣病の延長にある まず食べ方に取り組み、治療との上手な組み合わせを

これまで、様々な患者さんとお会いしてきた印象として、私が強く感じるのは、

・認知症になりやすい人は生活習慣に問題がある
・認知症の進行を食い止めるには生活習慣の改善が欠かせない、の2点です。

17ページで四大認知症の割合について触れましたが、実は「この人は○○型認知症である」と明確に診断することは難しいのです。

病院で行っている認知症の診断は、基本的に「除外診断」といって、診察や検査の結果から可能性が低い病気を除外していき、最も可能性が高い病名をつけているにすぎません。しかしどんな認知症であっても、脳内では加齢とともに、脳血管が詰まったり出血したり、カルシウムが沈着したりなど、様々な変化が同時進行で起こっています。

こうした脳内の変化の元をたどると、高血圧や脂質異常症、高血糖や糖尿病になりやすい、不健康な生活習慣が背景にあります。その影響もあって、認知症の原因となる「脳のゴミ」もたまりやすくなっているのです。

とはいえ、それまでの人生で習慣化してきた食生活などをいきなりすべて変えるのは、大きな負担になるでしょう。そこでまず、寝る前3時間の生活習慣を見直すという一番シンプルで取り掛かりやすい方法からおすすめするのです。

これにうまく取り組むことができれば、翌朝起きるまでの12時間程度は食べない時間を作ることができ、体にもともと備わっている認知症を防ぐメカニズムを活性化させることができます。

認知症になりやすくなる要因として血糖値の問題を先に挙げていますが、「神経の炎症」という問題も認知症の発症や症状の進行に大きく関わっていることがわかっています。神経の炎症は、認知症だけではなく、うつ病や統合失調症などの精神疾患や、パーキンソン病や筋委縮性側索硬化症（ＡＬＳ）といった治療が難しい神経変性疾患など、様々な脳の病気への関わりが指摘されています。

食べない時間を長くすることによって炎症そのものを抑制するだけでなく、神経細胞を守り、修復する機能が働きます。認知症前段階であるＭＣＩ（軽度認知障害）であれば、食べない時間を長くするだけで症状がよくなる患者さんもいます。

すでに認知症を発症している人でも、物忘れが減ったり、夜中に起きる頻度が減ったりすることで、「介護が少し楽になった」など、ご家族から喜ばれることもあります。

もちろん、寝る前3時間にさえ食べなければ、あとはどんな生活を送ってもかまわないわけではありません。さらに効果をアップさせるために、日中の食事で摂るべき栄養素や、効果的な運動の方法などもぜひ知っておいてください。これらについて、この後の章で解説していきましょう。

第2章

認知症になりたくなければ、食べる時間を変えなさい

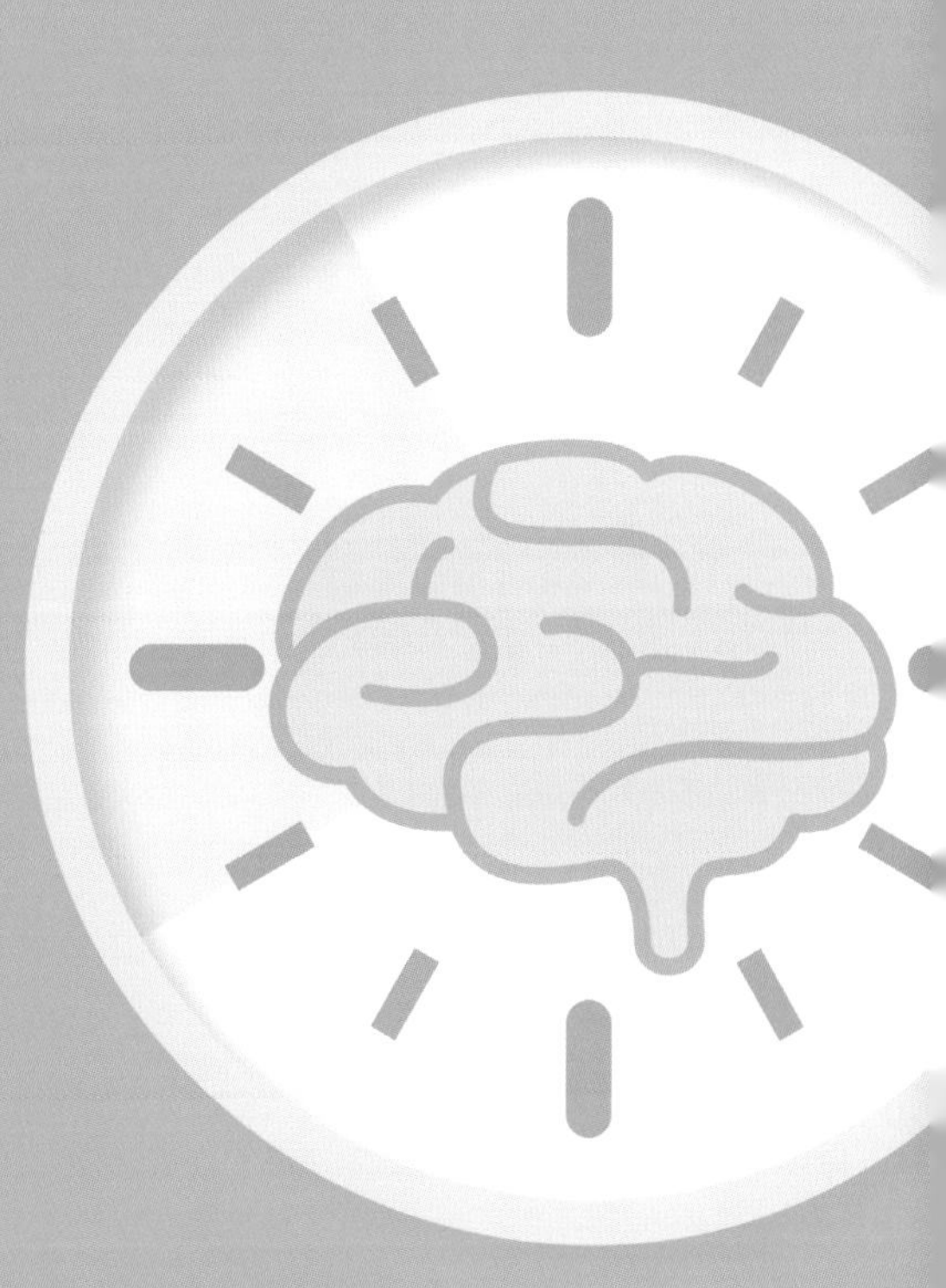

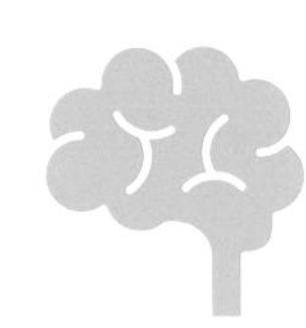

生活リズムの乱れが気になる人は寝る時間より決めておきたい「起きる時間」

本書の第1章をお読みいただき、どんな感想を持ちましたか。

「もともと、寝る前には食べないようにしています」

「夜のおやつがないと口さみしいけど、自分にもできそう」

というのならいいですが、「寝る前3時間に食べないなんて無理!」という人も多いかもしれません。

なぜ寝る前に食べたくなってしまうのでしょうか。その理由は大きく二つ考えられます。まず一つ目は、生活リズムの乱れです。

朝起きる時間がまちまちだったり、仕事や学校から帰宅する時間がその日によって違うので、夕食の時間も決まらないということは、現代人にありがちです。また、そんな家族に振り回されて、自分の食事時間や寝る時間も一定のリズムを保つことができないという場合もあるでしょう。このような生活リズムの乱れは、食欲に関係するホルモンの乱れにもつながります。たとえば睡眠時間が短いと、食欲を刺激する「グレリン」というホルモンの分泌量が増えるといったことが知られています。また生活リズムの乱れは、知らず知らずのうちにストレスとなり、何かを食べたくなってしまう、といったこともあるでしょう。

■何時に起きるかがメラトニン分泌を決定する

このような場合、夕食をいつ食べ、いつ寝るか、という生活リズムの基本を整えるにはどうしたらいいでしょうか。

それには毎朝、何時に起きるかを基準に考えてみるのです。

朝は7時に起きるのが日常だとしたら、23時ぐらいにベッドに入ると、睡眠時間は8時間になります。寝る前3時間に食べ物を口に入れるのをやめるには、20時までに夕食を済ますことになります。

「寝る前3時間は食べない」の大きな目標は、12時間の絶食時間をとることですから、起きて1時間後くらいに食事をすればよいということになります。朝に食事をとることで、血糖値が上がり目が覚めて、日中元気に活動できるようになります。

さらに朝、日光を浴びて食事をすることが刺激となり、およそ15時間後に睡眠ホルモンのメラトニンが分泌され、自然に眠くなってきます。メラトニンは強い抗酸化物質であり、老化の原因になる活性酸素を減らしてくれるのでアンチエイジングにも役立ちます。

　このように朝起きる時間を決めることによって体内時計が整ってくると、ホルモンの分泌のタイミングも整ってくるので、寝る前に「食べたい」という気持ちが強くなることもなくなってきます。

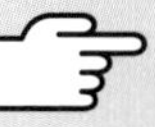

「起きる時間」から生活リズムを整える

　基本的な生活サイクルは、朝7時から夕7時までが食事をとる時間と考えましょう。ゆっくり晩酌したいときは、遅くまで食べるのではなく少し前から始めるようにします。仕事の予定がズレてしまったとき、会食があったときなどはしかたありませんが、次の日にはこのサイクルに戻すよう意識してください。

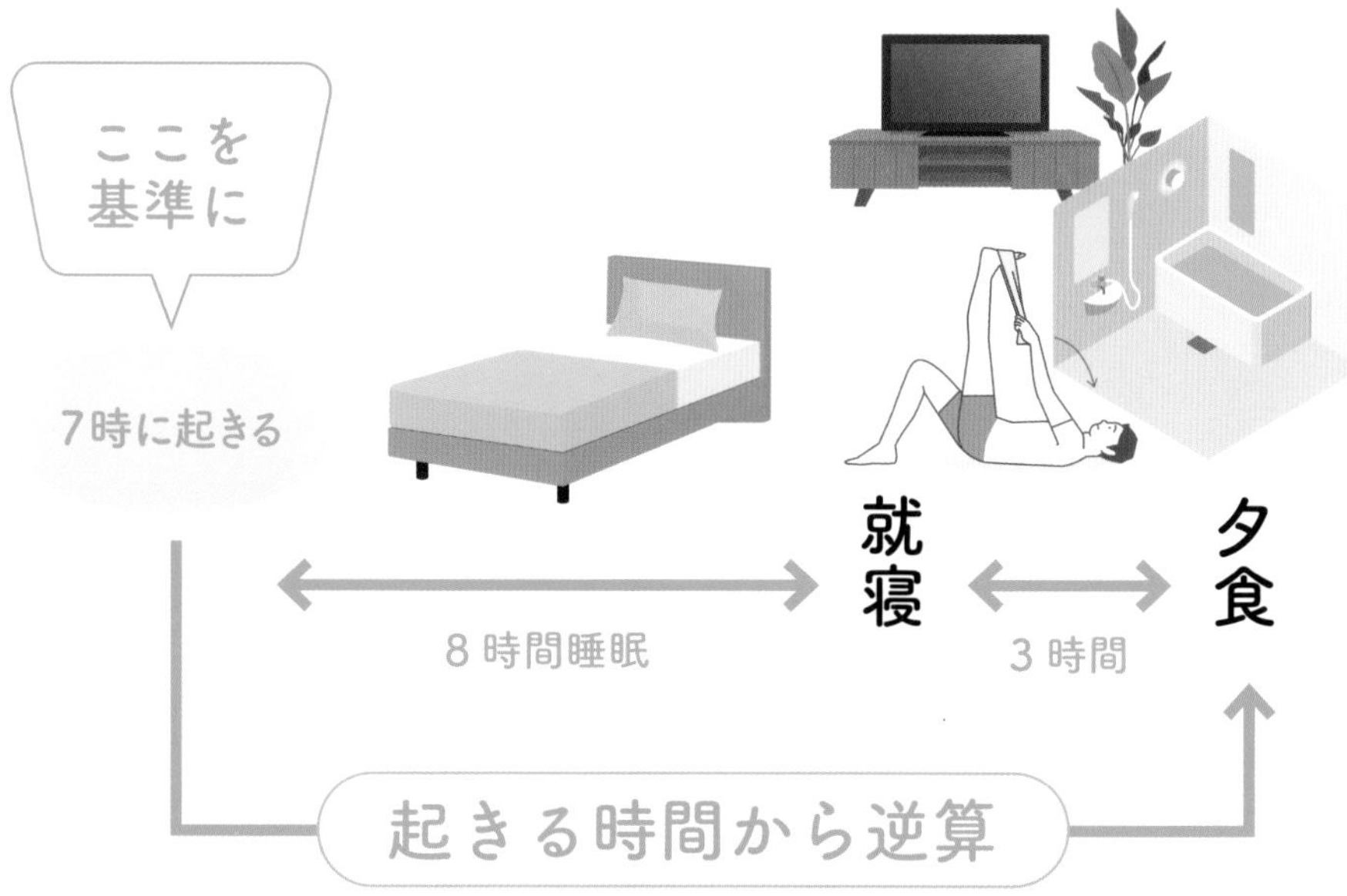

起きる時間と朝食が睡眠ホルモン「メラトニン」の分泌を決定

朝、目が覚めて太陽の光が目に入ると、脳に光の刺激が伝わってメラトニンの体内分泌が抑えられ、体は活動モードに入ります。このとき、時計遺伝子にスイッチが入って体内時計をリセットし、15 時間後にメラトニンを増やして眠りを誘います。

光を浴びるとメラトニンの分泌が抑えられる

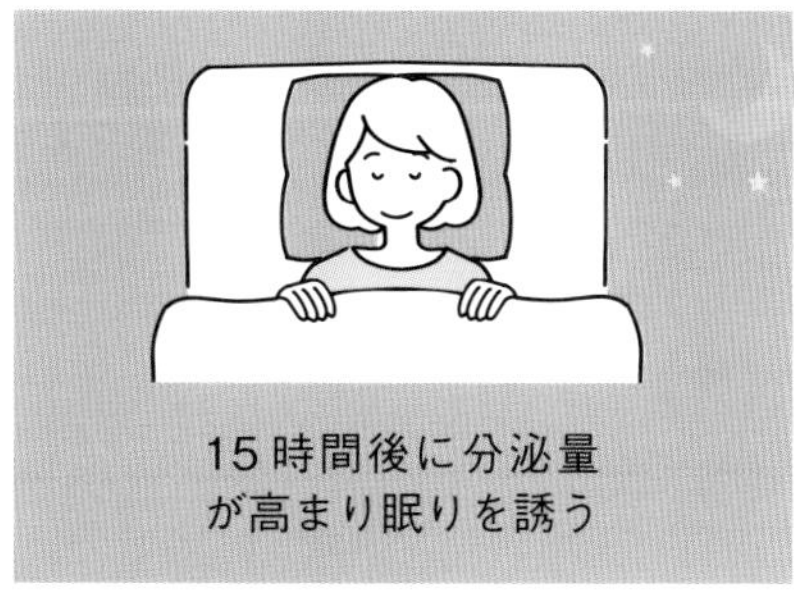

15 時間後に分泌量が高まり眠りを誘う

朝食をとることも体内時計のスイッチを入れる刺激になる。パンとコーヒーでおなかを満たすのではなく、メラトニンの材料になるトリプトファンを含む大豆製品、魚、卵、ナッツ類、肉類、乳製品などを摂ろう。

メラトニンの分泌は年齢とともに減少し、眠りが浅くなるだけでなく、脳のゴミがたまりやすい要因に

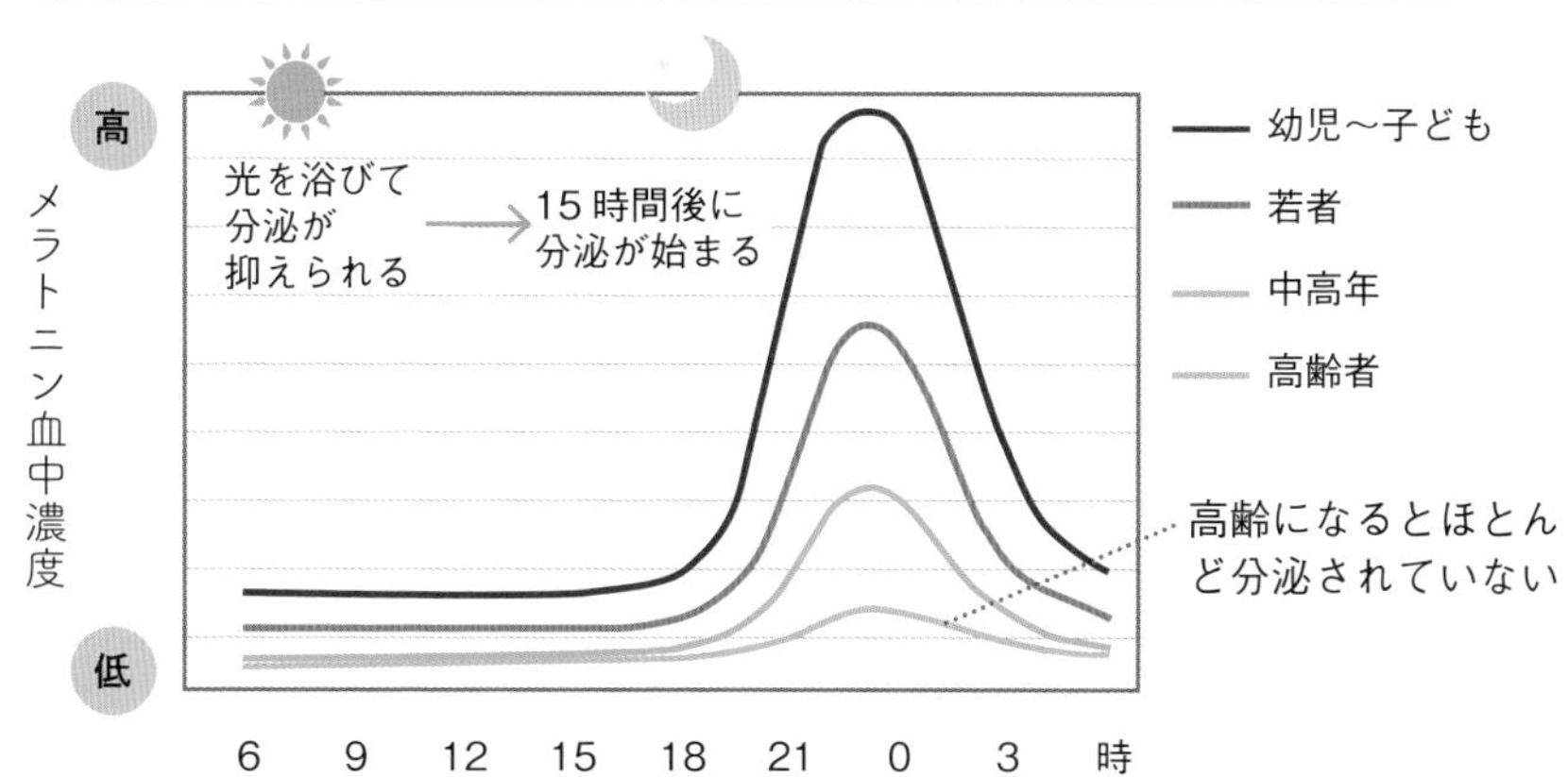

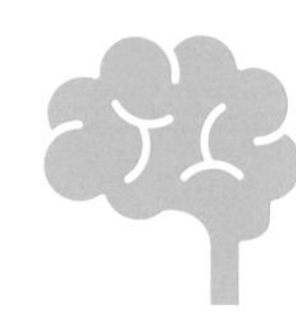

昼はちょこちょこ5食、夜は食べない いつの間にか夜食の習慣からすっきり解放されます！

夕食をとってから朝ごはんを食べるまで12時間空けてくださいとお伝えしました。すると、「では、昼食は何時に食べたらいいですか？」というご相談をよくいただきます。

結論からいえば、いつ食べてもかまいません。「寝る前3時間は食べない」がうまくできないとしたら、その理由の二つ目として「1日3食にこだわることで、日中のエネルギー摂取が足りていない」という可能性があるということです。

3食で足りないのなら、4食でも5食でもよいのです。もし1日5食食べるのなら、

・夜から朝は12時間食べない
・朝から夜は2～3時間ずつ空けて、1日に5回食べる、といった食べ方でもよいでしょう。

日本では1日3回食が一般的で、仕事の合間などにちょこちょこ食べるのはあまり感心されない雰囲気もありますが、タイなどの外国では1日4食・5食が当たり前だそうです。

忙しいからと朝や昼を抜き、1日1〜2食の人もよくいます。そのような人は1日の終わりである夜にたくさん食べることになりがちです。しかし、1日に必要なエネルギーをまとめて摂ろうとすると、その分食事の量が増え、食材に含まれている糖もたくさん摂ることになるので、食後の血糖値が上昇しやすくなります。糖質は炭水化物だけではなく様々な食品に含まれているので、1日に1〜2回の食事で血糖値を上げないように食べるのは、いかに糖質を控えたとしても結構難しいのです。

第1章でも繰り返し述べたように、血糖値が変動しやすい食べ方は、インスリン抵抗性を招き、脳のエネルギー不足が起こりやすくなります。

血糖値を上げないためには、空腹を感じないように、少なめの量を少しずつ数回にわけて食べることがポイントです。ただし、食べる時間帯を制限することは大事です。食事をする時間はできるだけ朝から夕方までの8時間、長くても12時間以内に収めましょう。

「だらだら食いは太る」といいますが、食事の総量が同じなら食べ方に気をつければ実は逆。空腹と食べ過ぎを繰り返さないほうが血糖値は安定し、落ちついて仕事ができます。

特に昼から午後に少しずつ食べておくことで夕食前に空腹感が少なくなり、夕食から寝る前までの間の空腹感や物足りなさを和らげ、食べ過ぎてしまうのも防いでくれます。

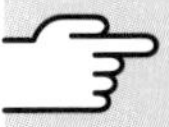

夜間と日中は食べ方を変えよう

血糖値が安定し
質のよい睡眠が
とれる
夕食後、
寝るまで
食べない
NIGHT
食べない 12 時間
寝ている間に
脂肪を燃焼
食
食
19:00
7:00
仕事の合間は、ゆで卵、豆、
ナッツ、オートミール、バ
ナナ、豆乳、全粒粉のパン
などで空腹を落ち着かせる
食
食
DAY
空腹にしすぎない
12 時間
食
7:00
食
食
1 回に食べる量を
減らして 1 日 5 食をとる
19:00
おにぎりなど糖質が食
べたいときは夕方まで
に、控えめにとる

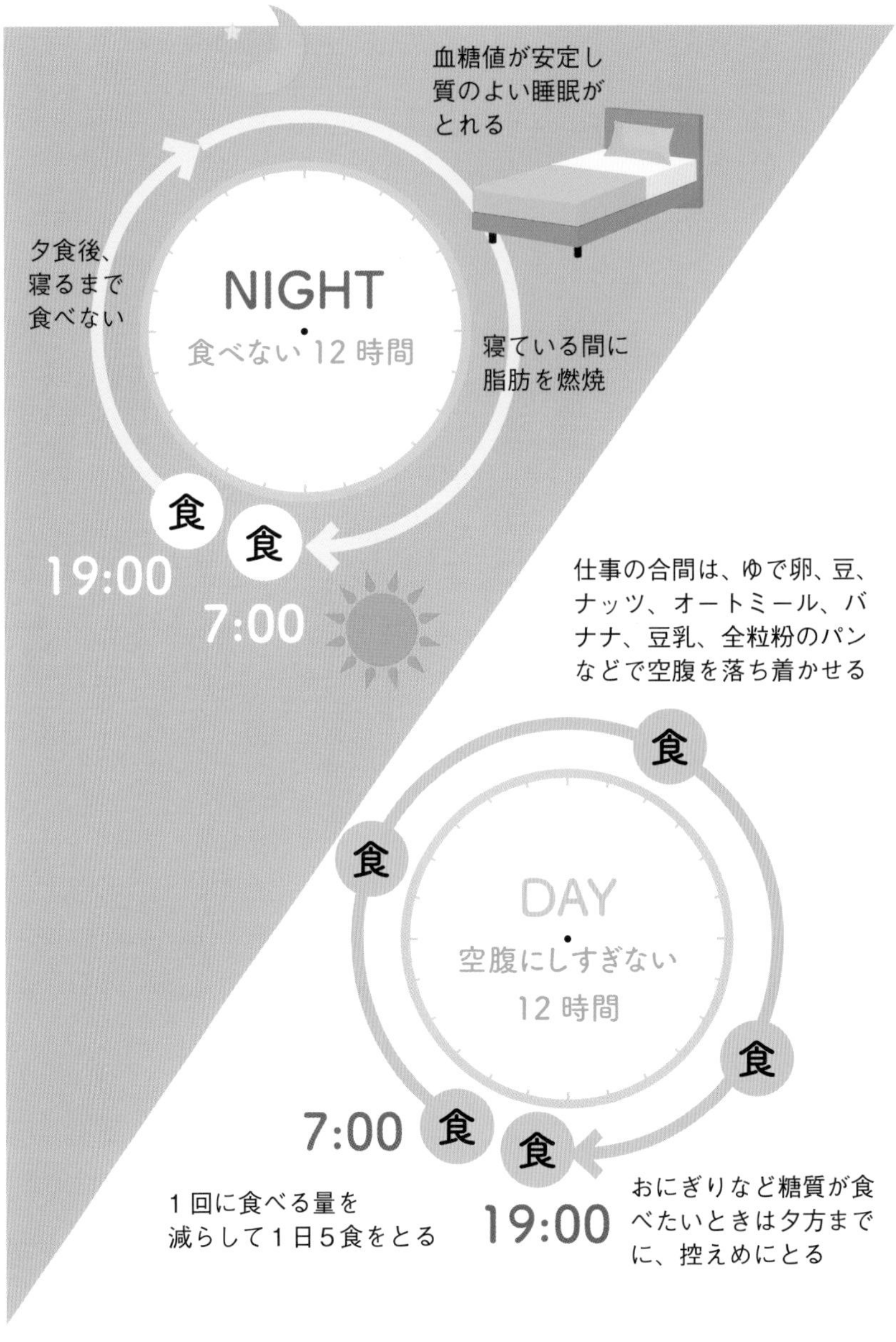

セカンドミール効果で血糖値の上昇を抑える

日中はあまりおなかを空かせないように、朝から夕飯まで合計５回以上にわけて少しずつ食べてみましょう。朝食をとると、その後食事をした際に血糖値の上昇が抑えられます。これを「セカンドミール効果」といいます。食物繊維、たんぱく質多めの食事が効果的です（文献１）。

食物繊維やたんぱく質を食べると次の食事（セカンドミール）の後の血糖値も上がりにくい

朝食 → 昼食

食物繊維・たんぱく質の食材

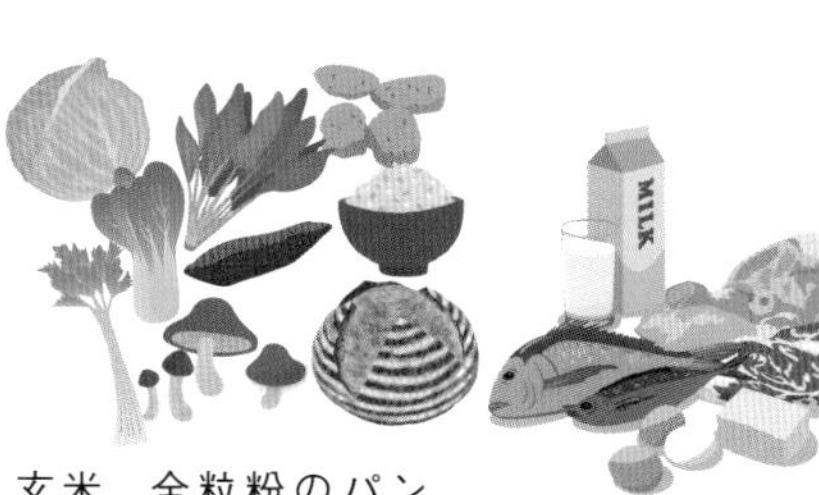

玄米、全粒粉のパン、葉物野菜、キノコ類、イモ類など

大豆、乳製品、赤身肉、魚、卵など

血糖値グラフ

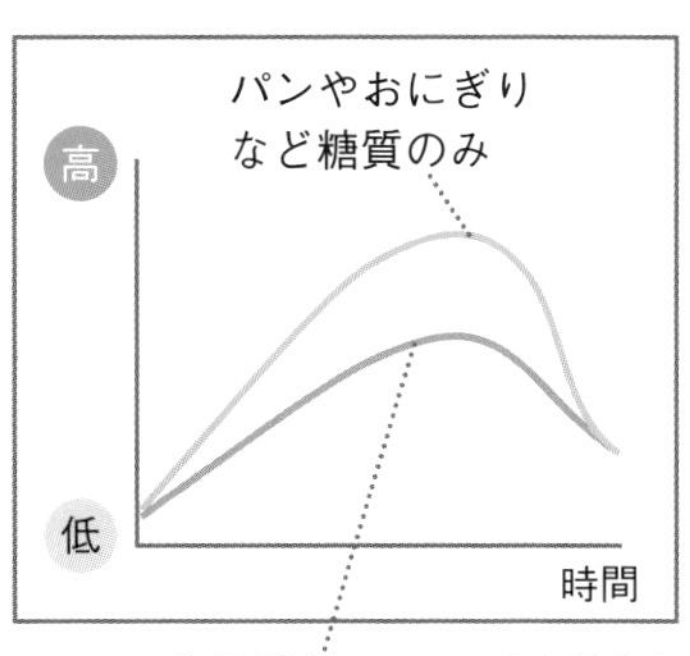

「空腹は最高のソース」とはいうものの……

空腹を我慢し過ぎると、かえって脂っこいものや甘いものを食べたくなって血糖値コントロールやダイエットは失敗しやすくなるので要注意。

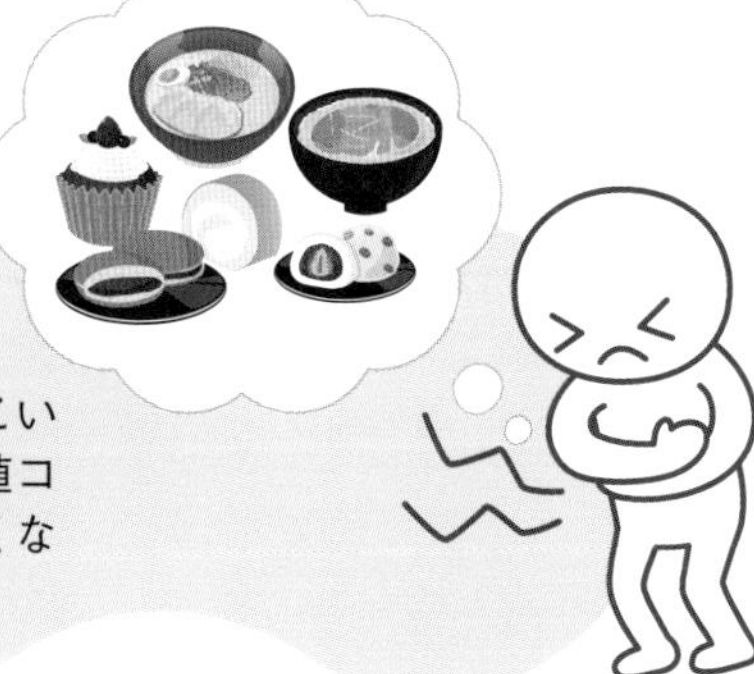

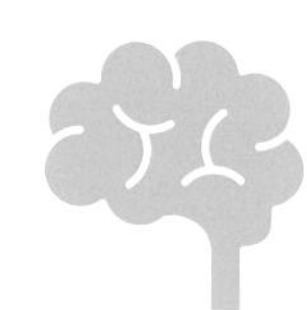

認知症を防ぐためにとるべき食事　話題の地中海食と和食はどっちがいい?

何を食べるかによって、遺伝子の反応は変わってきます。私たちが生まれ持った遺伝子の配列そのものは変わりませんが、食べるものによって活性化される遺伝子の種類や数が変化するのです。

たとえば、長寿遺伝子として知られる「サーチュイン」は、飢餓状態になると活性化され、老化を促進する遺伝子の多くは、糖を摂ると分泌されるインスリンによって活性化されます。このように老化を抑える遺伝子、老化を悪化させる遺伝子のどちらの働きにも、食生活が関連するということは確かです。

では何を食べるべきか。素材でいうと、葉物野菜やキノコ類など食物繊維を多く含む食品が重要です。日本人の食事摂取基準（厚生労働省 2020年版）によれば、男性成人20～21g以上、女性成人17～18g以上が目安ですが、多くの日本人で不足気味です。

たんぱく質は豚や牛などの食肉よりも、魚や豆類などの比率を多めにしましょう。たんぱく質も量だけではなく「何から摂るか」という視点が必要だということがわかってきています。

このような健康的な食材をふんだんに取り入れているのが、イタリア、ギリシャなどの地中海沿岸の国々の人が食べている「地中海食」。そして、日本人が伝統的に食べてきた「和食」です。どちらも、地域でとれた新鮮な野菜や魚を多く摂り入れ、腸内細菌を整える発酵食品のメニューも豊富です。

地中海食は、オリーブオイル、フルーツ、豆、野菜、チーズ、ヨーグルトを毎日食べる。パンやパスタは全粒粉をよく用いる。卵や鶏肉、魚を週1回から数回食べ、赤身の肉は、月1回から数回。そして赤ワインを毎日適量飲むなどの特徴があります。

北米の研究では、地中海食は肥満を防止し、心血管疾患やがん、アルツハイマー型認知症などのリスクを下げ、死亡率も低いなどの成果が報告されています（文献2、3、4）。ただ、世界的に知られる地中海食のデータは、基本的に欧米の人たちを対象にしたものです。日本人とは遺伝子や腸内細菌など体質の違いもありますので、同じ結果が得られるかどうかは、まだ明らかでありません。日本人には和食のほうがよいでしょう。

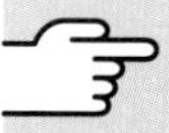

認知症予防で知られる２種の食事法

新鮮な野菜と魚をよく食べるなど共通点が多い。仕事の合間の「ちょい食べ」にも全粒穀物やチーズ、ナッツ、豆製品などがおすすめ。

	地中海食	和食
主食	穀物（全粒紛のパン・パスタ、クスクス）	穀物（白米・玄米・そば、雑穀）
動物性たんぱく質	魚貝、エビなどのシーフード、卵、乳製品が多く、牛、豚は控えめ	魚（とくに青背魚）、大豆・大豆製品（納豆、豆腐、高野豆腐）、乾物
野菜	地元産の新鮮な季節の野菜で加工が少ないもの（トマト、玉ねぎ、パプリカ、香草、アボカド、キノコ類）	地元産の新鮮な季節の野菜で加工が少ないもの（青菜、白菜、長ネギ、大根、ゴボウ、サトイモ類、キノコ類）
豆	ひよこ豆	大豆、小豆
油脂	オリーブオイル	伝統的和食では油を使用しない。揚げ物にはごま油、なたね油など
発酵食品	チーズ、ヨーグルト	味噌、醤油、酢、麹、みりん、納豆、酒粕、ぬか漬けなど
その他	果物、ナッツ、赤ワインをよくとる	うまみだしを多用する 海藻も多い
注意点	脂肪の摂取割合が高い	塩分過多になりやすい

和食のよさをもっと引き出す食べ方

食べ過ぎ・太り過ぎが気になるときは

和食のよさは、地中海食よりも脂質の摂り過ぎになりにくいところです。体重や血糖値が気になるときは、塩分と糖質を摂り過ぎないようにしながらたんぱく質を多めに摂るなど、栄養のバランスに気をつけた和食の献立にするといいでしょう。

伝統的な和食は「煮る・茹でる」「和える」など、油を使わない調理が多いのですが、油を使うならオリーブオイルがおすすめ。

中でもエキストラバージンオリーブオイルは、アミロイドβの蓄積を予防する「オレオカンタール」という成分が含まれることがわかっています。（P68参照）

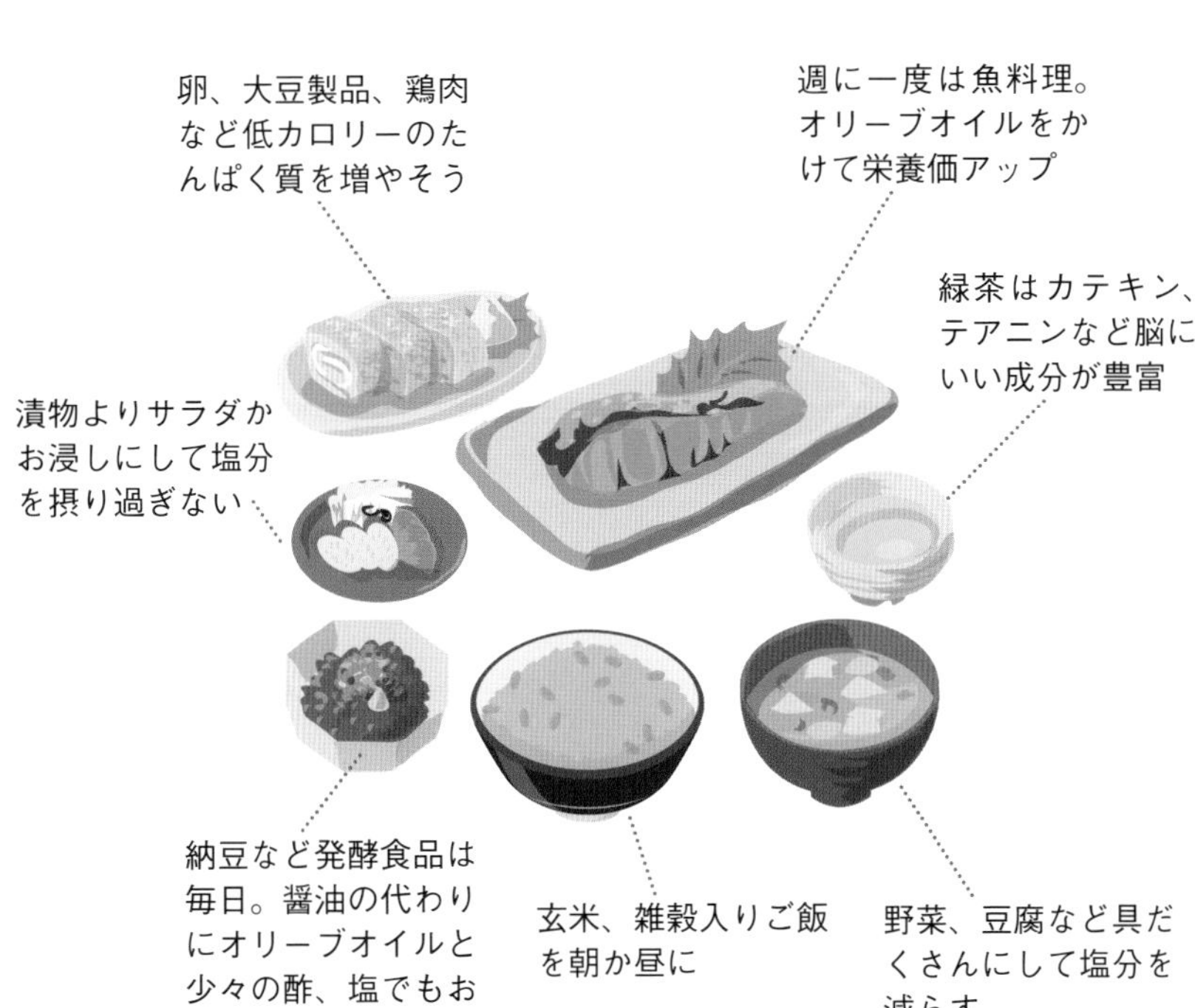
卵、大豆製品、鶏肉など低カロリーのたんぱく質を増やそう
週に一度は魚料理。オリーブオイルをかけて栄養価アップ
緑茶はカテキン、テアニンなど脳にいい成分が豊富
漬物よりサラダかお浸しにして塩分を摂り過ぎない
納豆など発酵食品は毎日。醤油の代わりにオリーブオイルと少々の酢、塩でもおいしい
玄米、雑穀入りご飯を朝か昼に
野菜、豆腐など具だくさんにして塩分を減らす

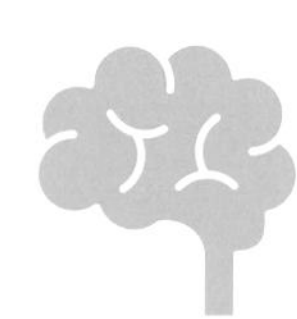

毎食摂りたい食材研究①

葉物野菜とキノコで食物繊維ファースト

■最初に食べたい葉物野菜

毎回の食事で、最初に摂りたいのはホウレンソウ、シュンギク、コマツナ、キャベツ、ミズナ、ニラ、ベビーリーフなどの葉物野菜です。糖質が少なく、βカロテン、ビタミンB群・ビタミンC、食物繊維が多く含まれます。食物繊維は、腸内の余分な塩分やコレステロールを吸収して体外に排出し、腸内細菌を育てます。特に葉物野菜に多い水溶性食物繊維は、その名の通り水に溶けやすく、小腸での糖の吸収を緩やかにし、血糖値の急激な上昇を抑えてくれます。

腸内環境が整うことで、腸由来の炎症が抑えられ、便秘が改善され、肥満や高血圧、動脈硬化などの生活習慣病の発症が抑制されます。こういった食物繊維の様々な作用が認知症の予防につながります。

さらに注目したいのは、認知症予防が期待される葉酸が含まれること（P91参照）。葉酸は水に溶けるので、茹でたり長時間水にさらしたりすると、流れ出てしまいます。さっと洗ってサラダで食べるほか、煮汁ごと食べられる味噌汁やスープ仕立てにすると効率的に摂取できます。

■キノコは（ほぼ）カロリーゼロ

青菜と同様に食物繊維が豊富に摂れるのがシイタケ、マイタケ、エノキ、シメジ、エリンギ、マッシュルームなどのキノコ類。これらの摂取は、腸内環境を整えたり、便秘解消、肥満や高血圧などの生活習慣病予防、認知症の一つである脳血管障害の予防につながります。

キノコには、カロリーがほとんどない（１００ｇあたり、わずか20～40キロカロリー）ので、野菜炒めのかさ増しや主菜の付け合わせなどに使っておなかいっぱい食べても大丈夫です。

さらにキノコによく含まれるビタミンＤは、カルシウムの吸収をよくし、骨の代謝に欠かせない成分です。近年はビタミンＤの欠乏が認知機能低下や認知症発症のリスクになることがわかってきましたが、ほとんどの人は不足しているようです。東京慈恵会医科大学の研究では、98％の日本人が「ビタミンＤ不足」に該当することがわかりました（文献５）。

おいしく食べて「脳のゴミ出し」に効くレシピ その1

1日5回、何を食べたらいいの？と思ったとき、役立つ1日分のレシピです。朝・昼・夜の栄養バランス、ご飯とおかずの分量なども参考にしてください。

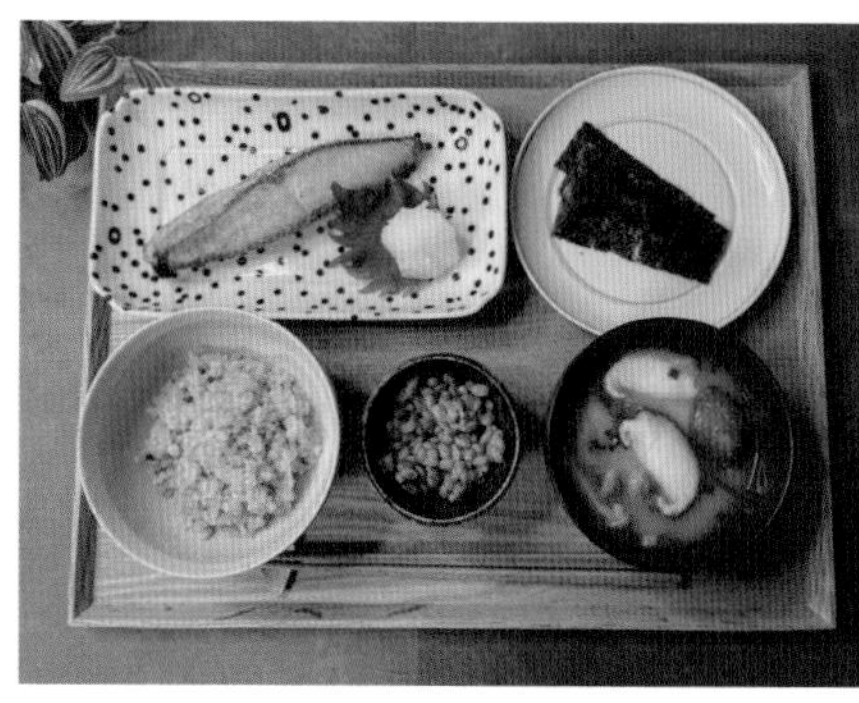

朝

- 玄米ご飯
- キノコの味噌汁
- 塩鮭
- 焼き海苔
- 納豆

脳内の松果体で産生されるメラトニンは「おやすみホルモン」と呼ばれ、必須アミノ酸のトリプトファンを原料とし合成されます。朝、光を浴びておよそ15時間後に分泌量が最大となり、眠りを誘います。そのため材料となるたんぱく質を「朝に」摂ることが大切。

鮭はトリプトファンが豊富な食材です。忙しい方は、原材料がシンプルで添加物の少ない鮭フレークを活用してもOK。ナイアシンを含むキノコや、葉酸の多い海苔も加えると、脳のゴミ出しを円滑に行う睡眠を助けてくれます。（文献L1）

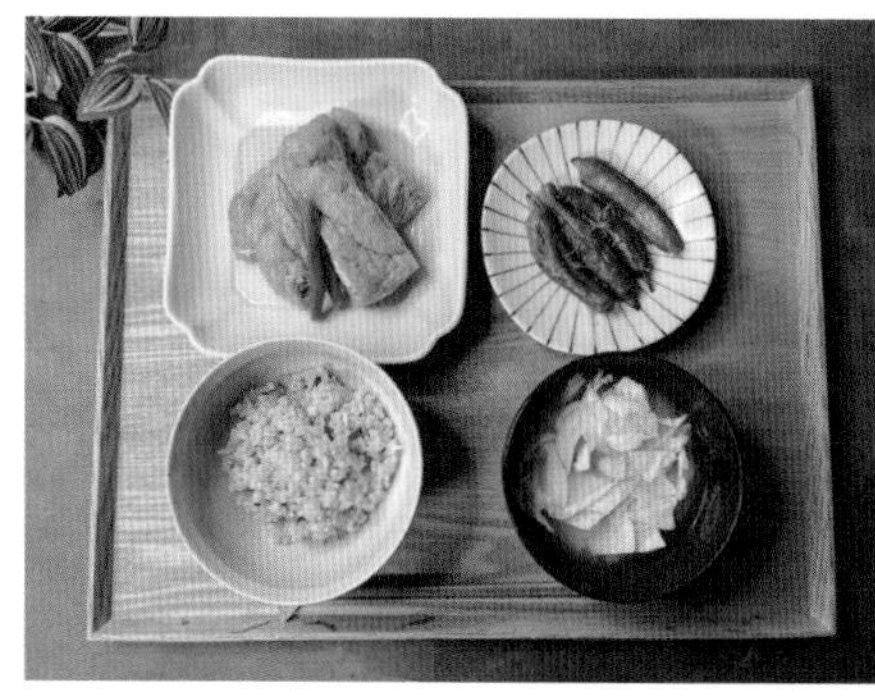

昼

- 玄米ご飯
- 味噌汁
- お揚げといんげんの炊いたん
- ししとうのちりめんじゃこ炒め

炊いたんとは、出汁をじっくり煮て素材に含ませる「炊く」という調理法です。お揚げは大豆由来のたんぱく源ですが､最後に卵を回し入れるとさらに栄養価アップ。たんぱく質は複数の種類を料理に活用すると必要量が摂りやすくなります。

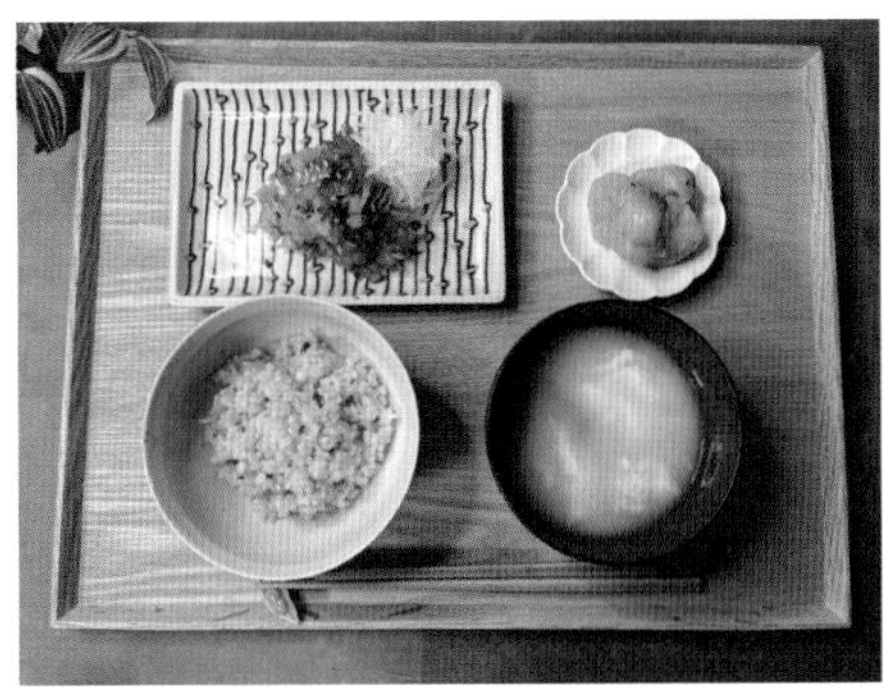

夜

- 玄米ご飯
- 味噌汁
- 鯵のなめろう
- 雷こんにゃく

腸と脳を整えるレシピ。なめろうは魚と薬味を合わせ包丁でたたいた料理で、DHA が豊富な青魚がよく合います。DHA は脳の血液脳関門を通過できる必須脂肪酸（食事から摂る必要がある脂質）で、魚を週 1 回以上食べる人はアルツハイマー型認知症になりにくいといわれています。こんにゃくに含まれる不溶性食物繊維は、腸のぜん動運動を活発にしてくれます。（文献Ｌ２、Ｌ３）

間食

手作り小魚とナッツ

フライパンで無塩の煮干し、ナッツを乾煎り醤油、みりん少々を鍋肌から回し入れ白ごまを加える。

小魚はたんぱく質やカルシウム、ビタミンＤも含む食材。日中にこまめに食べるときは、たんぱく質と良質な脂質が摂れる間食がおすすめ。

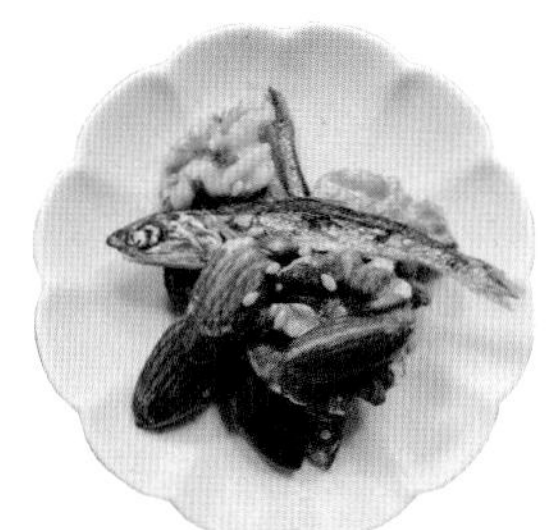

シナモンジンジャー豆乳

豆乳にショウガ（粉末でも可）とシナモンパウダーを加え電子レンジで温める。甘みがほしい場合はステビア（血糖値の上昇に影響の少ない甘味料）を加えても OK。

ショウガとシナモンを加えることで、豆乳の独特の豆臭さが苦手な方でも飲みやすい味になります。

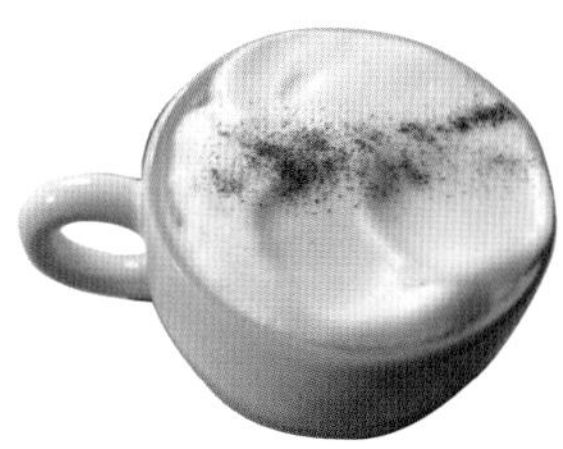

毎食摂りたい食材研究②
たんぱく質は大豆製品と魚から

■リーズナブルで消化もよい大豆製品

たんぱく質は、腎臓病など特別な病気がない限り、毎日体重1kgあたり1g以上を目安に摂取しましょう。体を構成する細胞の材料になるだけでなく、脳の働きを調整するセロトニンやGABAなどの神経伝達物質もたんぱく質から合成されますし、生命を維持する代謝に欠かせない酵素などの材料でもあります。

しかし、認知症予防の観点からは、飽和脂肪酸を含む赤身の肉（豚、牛）の摂り過ぎは認知症のリスクになるといわれており、積極的に摂るのは避けたいもの。

和食には、味噌、醤油はもちろん、豆腐、納豆、おから、豆乳、ゆば、高野豆腐、きなこ、油揚げなど、ローカロリーで消化のよい大豆たんぱく食が豊富です。いつの間にか毎食摂っている人も多いはずです。

中でも納豆は、発酵食品として腸内環境のバランスを整えるだけでなく、ＧＡＢＡの機能を高めセロトニンの合成に役立つマグネシウムや、骨の健康維持に必要なビタミンＫなどの栄養素を含みます。

■少なくとも週に1度は魚料理

魚が認知症予防によいとされる理由は、オメガ3脂肪酸のＤＨＡやＥＰＡという油が含まれるためです。ＤＨＡ、ＥＰＡは抗酸化作用、抗炎症作用があり、血液サラサラ成分としても知られています。特にＤＨＡには、神経細胞の機能を高め、アミロイドβやタウたんぱくなどの「脳のゴミ」を予防する作用があることが示されています（文献６、７）。また、最近認知症予防で話題のビタミンＤも魚には豊富です。

近年は食生活の欧米化のせいでどうしても食べる回数が減ってきていますが、少なくとも週に1回は魚を食べましょう。中でも、サバ・イワシ・アジ・サンマなどの青魚やサケなどは、マグロなどの大型魚に比べて水銀の含有量が低いため、毎日食べるのに適しています。

なお、ＤＨＡは熱に弱いので魚を煮たり焼いたりすると、その効果が低下してしまいます。刺身や酢漬けにしてそのまま食べる、煮魚や煮こごりで汁ごと食べるといったほか、ムニエルのようにうまみを閉じ込める調理方法もおすすめです。

おいしく食べて「脳のゴミ出し」に効くレシピ その2

寝る前3時間から朝までの12時間に食べない分、日中はきちんと食べることも大切です。外食やスーパーのお惣菜、コンビニ食材を選ぶときにも十分な栄養を摂るように意識しましょう。

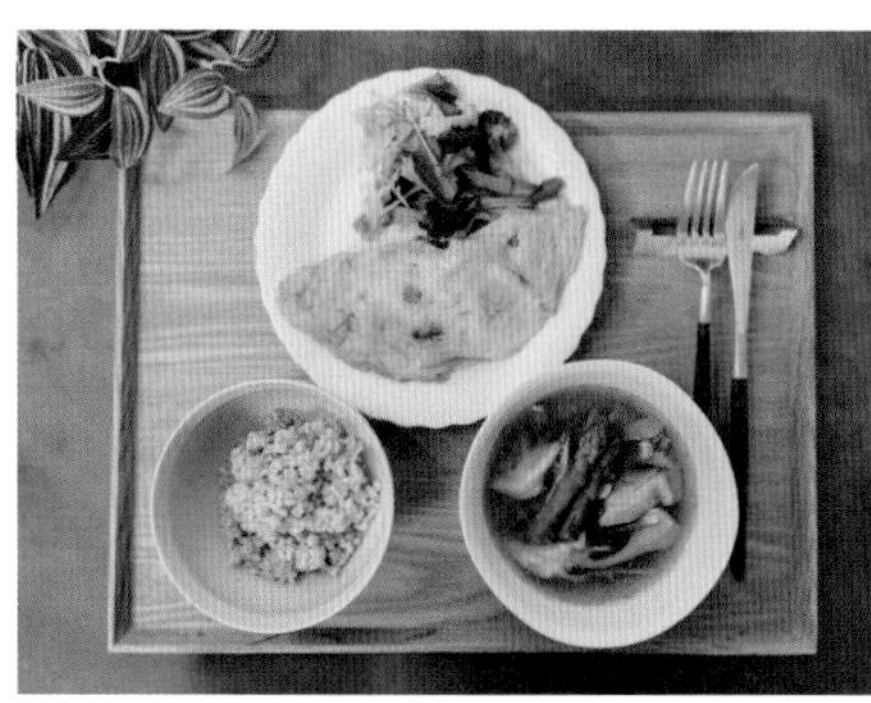

朝

- 玄米ご飯
- 鶏肉とマイタケのスープ
- トマトの具沢山オムレツ

汁物にたんぱく質を加えると、忙しい朝でも栄養補給がしやすくなります。肉のイノシン酸とキノコのグアニル酸を活用し、食材の旨味をアップ。卵はビタミンCと食物繊維以外の栄養素をすべて含む完全栄養食品といわれています。

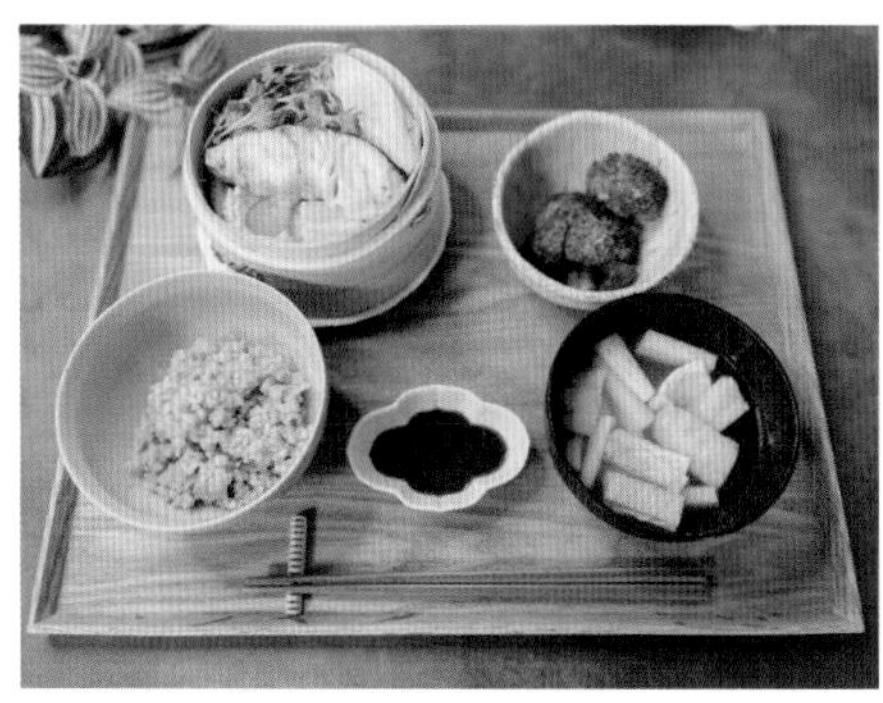

昼

- 玄米ご飯
- 味噌汁
- 蒸し魚
- ブロッコリーのスパイス炒め

ブロッコリーは茹でてしっかり絞った後、醤油を少量加える「醤油洗い」をします。醤油の塩分が水分を引き出し、味染みをよくする効果があります。スパイスは健康効果が高く、中でもターメリックに含まれる成分クルクミンには、脳内のアミロイドβ蓄積を抑制する作用があります。（文献L4）

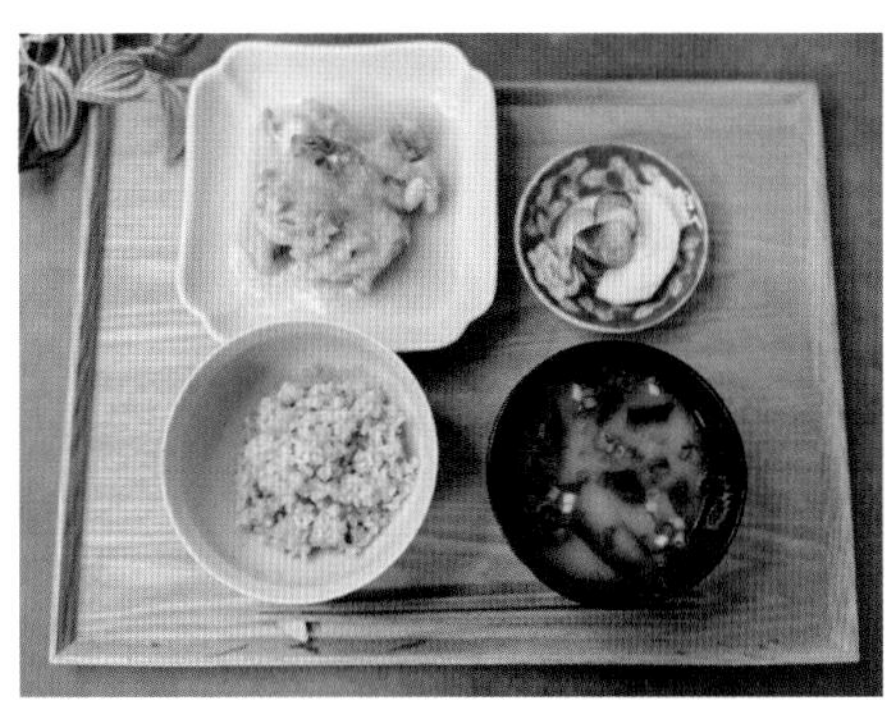

夜

- 玄米ご飯
- 味噌汁
- 鶏もも肉のみぞれあんかけ
- 蛇腹きゅうりとカブの酢の物

たんぱく質は消化酵素で分解され、小さなペプタイドやアミノ酸になってから吸収されます。消化酵素もたんぱく質が原料なので、たんぱく質不足によって消化力も衰えてしまいます。本レシピは消化を助ける献立の一例です。鶏肉を煮た後、すりおろした大根を汁ごとたっぷり加えています。大根にはジアスターゼといわれる消化酵素が特に上部に多く含まれており、消化を助ける働きがあります。

また酢に含まれる酢酸には、胃酸の分泌を促し消化を促す作用があります。

間食　時間のないときはコンビニやドラッグストアを活用

抹茶入り大豆ラテ（たんぱく質飲料）

大豆など植物性たんぱく質飲料に抹茶をブレンドした製品。

抹茶に含まれるカテキンは、老化や認知症対策に役立つ抗酸化物質の一つです。

たんぱく質飲料は様々なものがありますが、まず成分表示をチェックしましょう。

原材料は含有量が多い順から並んでいるので、なるべくシンプルなものを選びます。

蒸しあずき

小豆など蒸した豆類をレトルトパウチ包装にした商品もコンビニなどに出回っています。

小豆はたんぱく質が摂れ、甘いものがほしい！という気持ちも満たしてくれます。原材料がシンプルで加工法などのわかりやすいものを選び血糖値が急激に上がらないように少しずつ分けて食べましょう。

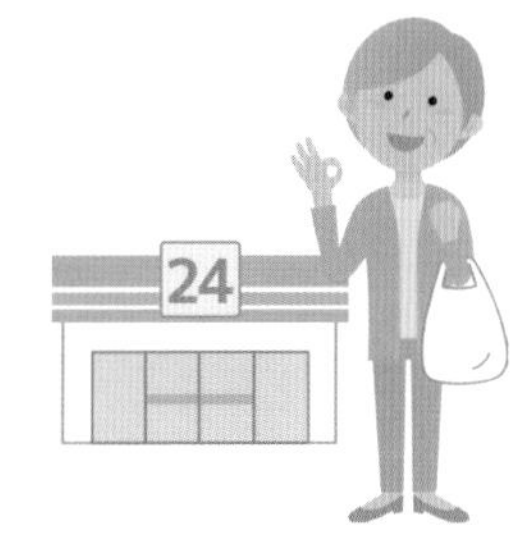

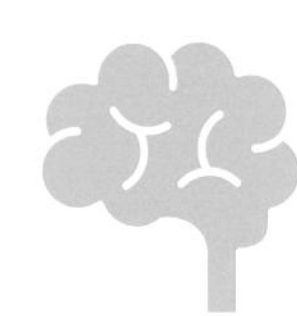

体にいい油の基礎知識

オメガ6以外の不飽和脂肪酸を選ぼう

食用油は、大きく「飽和脂肪酸」と「不飽和脂肪酸」の2つに分けられます。

飽和脂肪酸とは、加熱しても酸化しにくい（＝劣化しにくい）油で、「長鎖」「中鎖」「短鎖」の3種類があります。飽和脂肪酸は体に悪いというイメージがあるかもしれませんが、種類によってその性質は異なります。

「長鎖脂肪酸」は、牛の脂肪であるヘットや豚の脂肪のラード、乳脂肪のバターなどの動物性の脂質に多く含まれます。一般的にいわれているような、「コレステロールを上げる」「摂り過ぎると太りやすい」というのは、「長鎖脂肪酸」の性質です。

「中鎖脂肪酸」は長鎖脂肪酸に比べて消化・吸収されやすいのが特徴です。食品ではココナッツオイルに特に多く含まれています。長鎖脂肪酸と比べると代謝が早く、すぐにエネルギーになることができるため、太りにくい油として知られています。

「短鎖脂肪酸」には酢酸や酪酸などの種類があり、善玉の腸内細菌が産生する物質です。腸内を酸性にして悪玉菌の増殖を抑え、腸内環境の改善に大きな役割を果たします。

一方、不飽和脂肪酸は「一価不飽和脂肪酸」と「多価不飽和脂肪酸」に分けられ、一価不飽和脂肪酸の代表がオリーブオイルなどに含まれるオレイン酸です。多価不飽和脂肪酸はさらに「オメガ3脂肪酸」「オメガ6脂肪酸」の2種に分けられます。

このうち、オメガ3は血流改善、コレステロールや中性脂肪を下げる、炎症やアレルギーを抑えるなどの健康効果が知られています。亜麻仁油、エゴマ油、魚油などに含まれているのがこの脂肪酸で、熱に弱いため、できるだけ火を加えずに食べることが重要です。気をつけたいのはオメガ6です。体にとって必要な油ですが、摂り過ぎると老化や認知機能低下につながる炎症を起こす可能性があります。ごま油、大豆油など、普段の調理に使われる主な植物油はオメガ6を多く含んでいます。

現代の日本では食生活の欧米化により、野菜や魚の摂取が減って肉を食べることが増え、油を使った加工食品やお菓子の消費量も増えています。このような食事では長鎖脂肪酸とオメガ6脂肪酸の摂取が過剰になる傾向があります。健康のためには長鎖脂肪酸とオメガ6脂肪酸の摂取量を減らし、オレイン酸とオメガ3脂肪酸を増やすことが重要です。

脳の働きにダメージを与えない油の選び方

エキストラバージンオリーブオイル

オリーブ果実を搾ってろ過し、化学的処理を行っていないものを指します。エキストラバージンオリーブオイルには、アミロイドβの蓄積を予防する「オレオカンタール」という成分が含まれます。

<選び方>

・色の黒いびんに入って遮光してあると劣化しにくい
・賞味期限を確認する
・できるだけ新しいものを短期間で使い切れる量で購入
・酸化を防ぐには開封後１カ月くらいで使い切りたい
・一番搾りの製品なので出荷数が少なく価値がある。安すぎるものは要注意

そのほかの油について

〇 抗酸化・抗炎症作用が高い

魚油（DHA、EPA）、α－リノレン酸（アマニ油、エゴマ油、チアシードオイル）	オメガ３脂肪酸（多価不飽和脂肪酸）

× 摂り過ぎで炎症を促進しやすい

リノール酸（ベニバナ油、コーン油、大豆油、ごま油、サラダ油）	オメガ６脂肪酸（多価不飽和脂肪酸）

× 酸化しにくいが炎症を起こしやすい

牛や豚など食肉の油（ヘット、ラード）	長鎖飽和脂肪酸

脳のエネルギーになりやすい
ココナッツオイルの上手な使い方

ココナッツオイルはその60％が中鎖脂肪酸という成分。MCTオイルは中鎖脂肪酸100％のオイルです。中鎖脂肪酸は体の中で一部がケトン体に変わり、脳神経のエネルギー源になります。

特に、アルツハイマー型認知症の影響で、脳における糖の取り込みが悪くなってしまっている場合や、食が細くて食べられず、体重が落ちてしまった場合などには、ココナッツオイルやMCTオイルで補うと脳にエネルギーが補給され、認知機能が改善する可能性が報告されています。

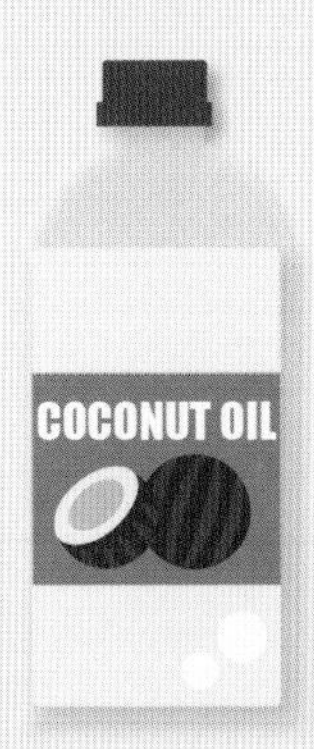

ココナッツオイル

- 豆乳、無糖ヨーグルト、コーヒーなどに入れてケトン体エネルギーを高める
- パンやご飯など糖質と一緒に摂らない（糖質と一緒に食べるとケトン体になりにくい）
- **摂り過ぎない**

中鎖脂肪酸は、食肉の油と同じ飽和脂肪酸の仲間のため、摂り過ぎると体調不良や肥満の原因になることがあります。

ココナッツオイルやMCTオイルはダイエットや高血糖の対策として話題ですが、この効果を実感するには糖質の摂取を控える必要があります。まずは糖質を減らす習慣をつけましょう

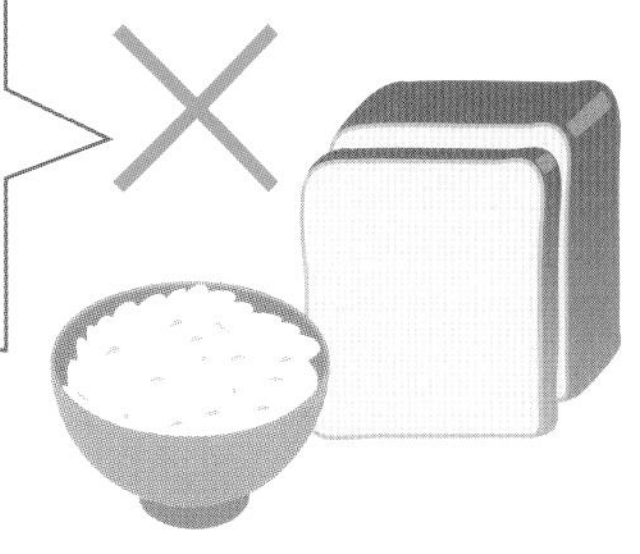

きつい糖質制限は必要なし ご飯やパン、パスタはいつ、どうやって食べたらいい？

糖質の摂り過ぎはよくないのですが、厳密な糖質制限にも注意が必要です。食後の血糖値の上昇を抑え、短期間で体重を落としやすいといった効果が期待できますが、問題がないわけではありません。糖質制限をストイックに行うと、一部の人では低血糖症状が強く出てしまったりすることもあります。また、糖質を減らした分のカロリーを補うために、脂質の割合が多くなる傾向にありますが、そうすると長期的には脂質異常症や高血圧といった生活習慣病のリスクが高くなる可能性が指摘されています。（文献8）。極端な糖質「量」の制限は、安全面を考えると、血液検査などのデータを実際に見ながら、医師の指導のもとに実施したほうがよいでしょう。

糖質制限を自己流で実施するより、「何を」「いつ」「どんなふうに」の食べ方を工夫して血糖値を急激に上げないように食べたほうが安全で、無理なく健康になることができます。

■「三角食べ」をやめて「コース料理」方式に

フレンチレストランなどのコース料理は、野菜を中心とした前菜、魚・肉などのメインディッシュ、炭水化物の順番で出されるものです。

この順番が「野菜ファースト」の食べ方になります。まず最初に野菜の食物繊維を摂り、次にたんぱく質や脂質を摂ることで糖質の吸収を防ぎ、血糖値の急激な上昇を防ぎます。

子ども時代からの食習慣で、ご飯・おかず・汁物を交互に食べる「三角食べ」が根付いている人も多いと思いますが、これを一度忘れ、毎日コース料理のつもりで野菜を先に食べましょう。

なお、野菜でもレンコンなどの根菜類やカボチャは、思いのほか糖質が多いものもありますので注意が必要です。最初に食べるのは根菜の煮物ではなく、葉物野菜のサラダやおひたしのほうがおすすめです。ゆっくり味わって食べてください。オリーブオイルをかけるとコレステロール値の改善作用も期待できますし、味わいが変わっておいしいですよ。

■脂質やたんぱく質と一緒に食べる

パンやパスタはオリーブオイルを塗ったり、和えたり。塩分の少ないチーズをのせて食べるなど、脂質やたんぱく質と一緒に糖質を摂ると、糖の吸収が抑えられます。たとえばご飯を食べるなら、納豆ご飯や卵かけご飯、豆ご飯や赤飯、鶏めしなど、白米に具を加えるのがおすすめです。こんにゃく、タケノコ、キノコなどの食物繊維でかさ増しするとご飯の量も抑えられますし、腹持ちもよくなって一石二鳥です。

白米よりも玄米や雑穀のほうが、食物繊維もたんぱく質もミネラルも多いですし、噛む時間が長くなることで満足感も得られやすくなります。

■ご飯は一回冷やしてから食べる

一回冷やしたご飯のほうが、血糖値は上がりにくいということを知っていますか。

ご飯は冷やされることで糖質（でんぷん）の一部が「レジスタントスターチ（難消化性でんぷん）」に変わります。この物質は、食物繊維のように分解しにくい構造をしています。

本来、糖質（でんぷん）はブドウ糖に分解されてから小腸で吸収されますが、レジスタントスターチは消化されずに大腸まで届き、腸内をきれいにする働きがあるのです。

このため、ふつうのでんぷんより血糖値の上昇を緩やかにし、糖尿病や肥満の予防になるといわれています。

炊き立てのご飯のおいしさは格別ですが、一度冷蔵・冷凍したご飯を使った卵チャーハンなど、レジスタントスターチの効果を期待しつつ楽しみましょう。

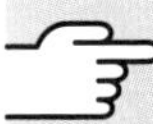

血糖値を上げにくい米飯の食べ方

「どうしてもお米が食べたい」ときは我慢しない
調理の仕方と食べ方を工夫するだけ

× 炊き立ての白米

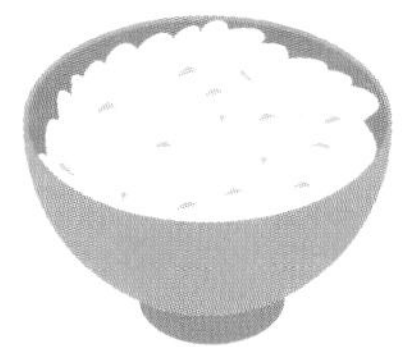

糖質が吸収されやすい状態です。まず野菜、肉や魚を食べてから最後にご飯という「懐石料理」方式で食べましょう

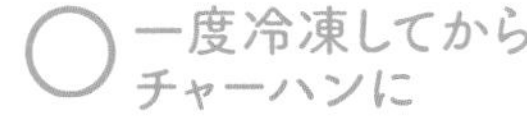

○ 一度冷凍してからチャーハンに

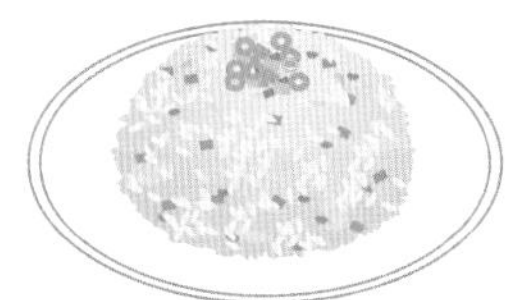

卵、キノコ、青菜類、ツナ、肉類など具をたっぷり入れると米の割合も減り、おなかも満足。炒め油はオリーブオイルを使う

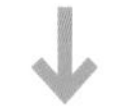

○ 炊き込みご飯、納豆ご飯、卵かけご飯

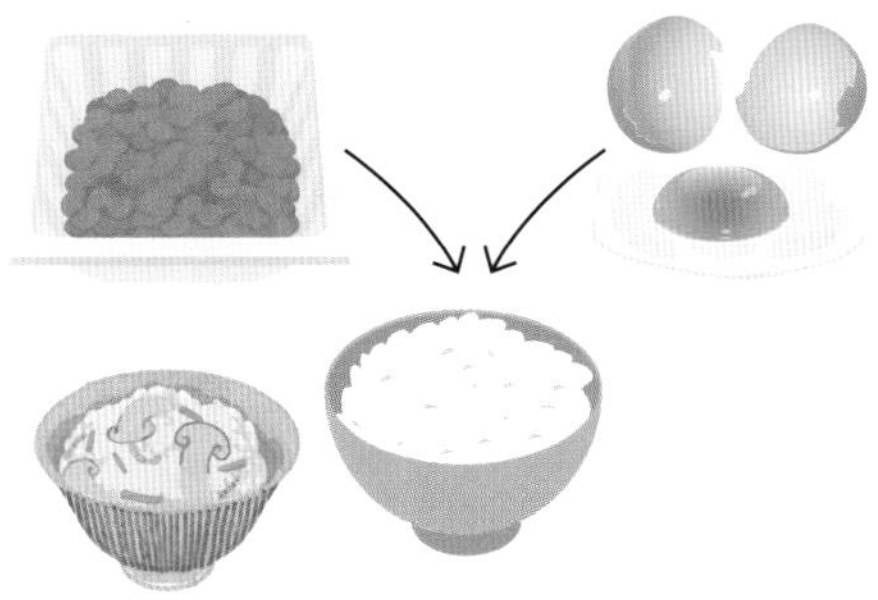

油脂、納豆や卵などのたんぱく質でご飯を包むことで、糖質が吸収されるスピードを緩やかにする

○ おにぎりはあたためない

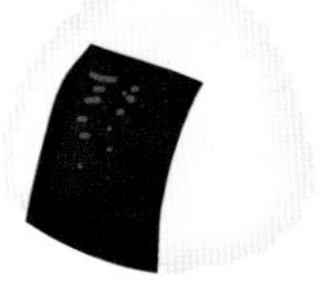

温かい米飯に比べて冷たいおにぎりのほうが、レジスタントスターチが多く含まれる

米だけでなく、他の穀類、イモ類も冷えているほうがレジスタントスターチを多く含みます。生のジャガイモ、未熟なグリーンバナナ、冷やした焼きイモ、ポテトサラダ、山芋とろろ（生）もレジスタントスターチなので、腹持ちがよく血糖値を上げにくくします。

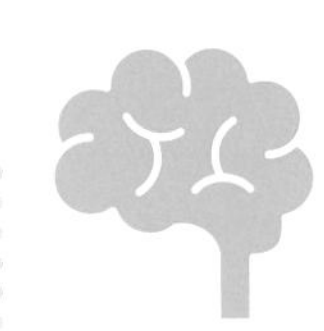

忙しい人ほど、1日5食を食べなさい
でもどうしても、夜におなかが空いてしまったら…

「仕事から帰るのが遅いので、食事の時間がどうしても夜遅くなります。だから、食べてすぐ寝ることになってしまうのです」

これが、「寝る前3時間は食べない」がうまくいかない人に多い悩みでした。そのような人に「できるだけ夜は軽めにしてください」と言っても、難しい話です。

疲れているときに節制を強いられてもストレスがたまりますし、1日に必要な量のエネルギーや栄養素がうまく摂れないと、脳もしっかり働きません。

そこで、忙しい人ほど、日中は空腹を抱えないよう食事を5回ぐらいに分けて必要な栄養を摂っておきましょう。

たとえば、朝食に納豆ご飯に豆腐とわかめの味噌汁、午前10〜11時にナッツ、お昼にランチ（ご飯や麺は少なめに）、午後3時頃に無糖の豆乳とみかんやりんごなどの果物を。

これでまず4食です。そして家に帰る前に、豆腐、ゆで卵、サラダ、野菜スープなどを。このように何度も食べておくと、血糖値があまり下がらないので夜になってもそんなに空腹を感じません。ちなみに今挙げた食品はコンビニでも買うことができるものです。

このようにすると日中は血糖値が安定して、満腹感による食後の眠気や空腹感によるイライラもなく仕事や家事もはかどります。

■寝る前の温かいアーモンドミルク

とはいえ、どうしても食べるタイミングがなく、空腹を抱えたまま夜遅くなってしまうときもあります。そんなときは、糖質が少なめの食事を少しだけとりましょう。

今から食べたら消化不良が気になると思ったら、たんぱく質を多く含む飲み物を飲むとよいでしょう。液体はすぐに胃を通過するため、胃腸に負担がかかりません。

昔から、眠れないときにはホットミルクを飲むとよいといわれます。

牛乳のたんぱく質がエネルギーになり、トリプトファンというアミノ酸が、睡眠を誘うメラトニンの材料になると考えられているためです。体を温めることでリラックスし、眠りにつきやすくなるということもあります。しかし、牛乳は下痢や腹痛を起こすこともありますので、私がおすすめしているのは、牛乳よりも無糖の豆乳やアーモンドミルクです。

知っておきたい　GI 値の低い食品

GI 値とは血糖値の上がりやすさを示しています。主食にするものとしては、白米よりスパゲッティや、そばのほうが GI 値は低く血糖値は上がりにくいといえます。

糖質をまったく摂らないのではなく、GI 値の低い食品を知って上手に選ぶ習慣をつけましょう。

	穀類・パン・麺類	野菜・いも
GI 値が低い（55 以下）	春雨 オールブランシリアル オートミール	サツマイモ モヤシ ホウレンソウ ブロッコリー トマト キノコ類
中程度（56 ～ 69）	スパゲッティ そば 小麦粉 玄米（五分づき） うどん　中華麺	サトイモ クリ
GI 値が高い（70 以上）	白米 食パン 餅 あんぱん コーンフレーク	ニンジン ジャガイモ ヤマイモ トウモロコシ

糖質を抑えるメリットとデメリット

メリット

- 血糖値を安定させる
- 老化の原因となる糖化を防ぐ
- ビタミンB群の消費が抑えられる

デメリット　糖質は減らし過ぎにも注意

日中にしっかりエネルギーをとらないまま、「寝る前３時間」を実行していると、人によっては眠りが浅くなり、夜中に目が覚めたりする場合があります。このようなときは、低血糖が起きているかもしれません。

低血糖が起きる理由

日中（朝７時〜夜７時）の食事量が少ない	食事量が少ないのに激しい運動を行った（運動量が多すぎる）	食事をとらずにアルコールをたくさん飲んだ

このようなときは、寝る前に温めた豆乳やココナッツミルク、オーツミルクなどをゆっくり飲むと、改善することが多いようです。

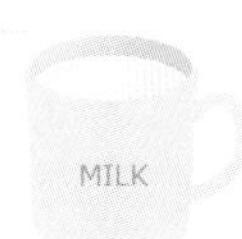

■糖質制限で起こる症状

厳密な糖質制限を行うと「ケト・フルー」と呼ばれる状態になることがあります。この状態では頭痛、ブレインフォグ（頭にモヤがかかったようにボーッとする）、疲労、過敏性、吐き気、睡眠困難、便秘などがみられます。水分をこまめに摂る、食事をとる回数を増やすなどの対策で改善しますが、治らないときは元の食事に戻すことも大切です。

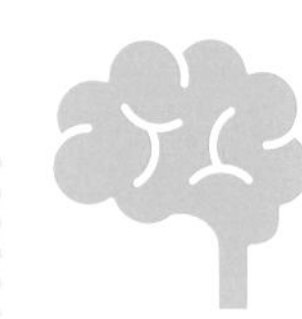

ストレートよりは水割り。おすすめはワイン
脳の負担にならない飲み方と栄養価の高いつまみ

アルコールは脳神経をマヒさせます。特にハイペースで飲むと、アルコール血中濃度が急上昇し、いつの間にか中毒を起こしてしまうことがあります。飲酒は適量なら健康によいといわれてきましたが、最近では「飲酒は少量でも健康によくない」という説が有力になってきています。しかしアルコールはうまく付き合えば気持ちをリラックスさせ、コミュニケーションを潤滑にしてくれるもの。できるだけ脳に悪影響を与えないように飲みたいものです。様々な種類のお酒がありますが、糖質が少ない蒸留酒（ウイスキーや焼酎）、辛口のワイン（赤・白ともに）がおすすめです。

脳に負担をかけない飲み方の基本は、「アルコール濃度の低いもの」を「ゆっくりと飲む」ということです。ウイスキーや焼酎はストレートより水割りや炭酸割りで。または水やお茶を用意して交互に飲むようにします。毎日の習慣で缶チューハイを空けるような飲み方は、ついペースが速くなりがちで、たとえ糖質オフやプリン体オフの製品でも、脳の負担は避けられません。そこで週末だけ、野菜やたんぱく質中心のつまみを豊富に用意し、お酒をゆっくり飲む、特別な時間を持つようにしてはどうでしょうか。

■赤ワイン1〜1・5杯まで

認知症予防の観点では、特におすすめのアルコールは赤ワインです。抗酸化作用の高いワインポリフェノールを含んでいます。認知症のリスクを下げる地中海食は、野菜や果物、魚などとともに、ワインを適量飲むという食事スタイルです。しかし、ここでも民族としての体質の差があります。

日本人は基本的にアルコール分解酵素の活性が低い人が多く、欧米人ほどお酒は強くありません。特に女性は体が小さいこともあり、アルコールの害を受けやすいのです。

また注意したいのは、飲酒後は空腹を感じやすくなるということです。これは、アルコールによる血糖値の乱れ、食欲を増すホルモンの分泌、消化管運動の促進など、様々なメカニズムが関係しています。飲んだ後に、ラーメンなど糖質が食べたくなるのはそのせい。しかしここで食べると血糖値が上がって睡眠が浅くなり、余った糖質は脂肪になって体にため込まれてしまいます。食べながら、少しずつお酒を飲むようにする習慣が大切です。

添加物、人工甘味料を摂らない

食べ物は、できるだけ加工されていないものを、新鮮なうちに食べることが脳と体を健康に保つ基本です。加工食品を選ぶときには、原材料をよく見て、できるだけ余計なものは入っていない製品を選びましょう。

中でも「糖質オフ」「カロリーゼロ」をうたった製品は、糖の代わりとして何が使われているのかを見ることが重要です。たとえば、アセスルファムK（カリウム）やアスパルテームといった人工甘味料では、発がん性が危惧されており、腸内環境を乱すことにつながるのではないか、あるいは、インスリンの効きにくい状態（インスリン抵抗性）や血糖値の乱高下につながるのではないか、という議論があります。

糖質オフで人工甘味料が入っている製品より、砂糖の入っているものを少しだけ口にするほうがまだ影響は少ないかもしれないのです。また、砂糖の代わりとしておすすめしているものにエリスリトールとステビアがあります。これらは血糖値を上げない安全な甘味料として広く使われているものです。ただし、どちらも摂り過ぎにならないように気をつけましょう。（文献9、10、11）

人工甘味料にご注意

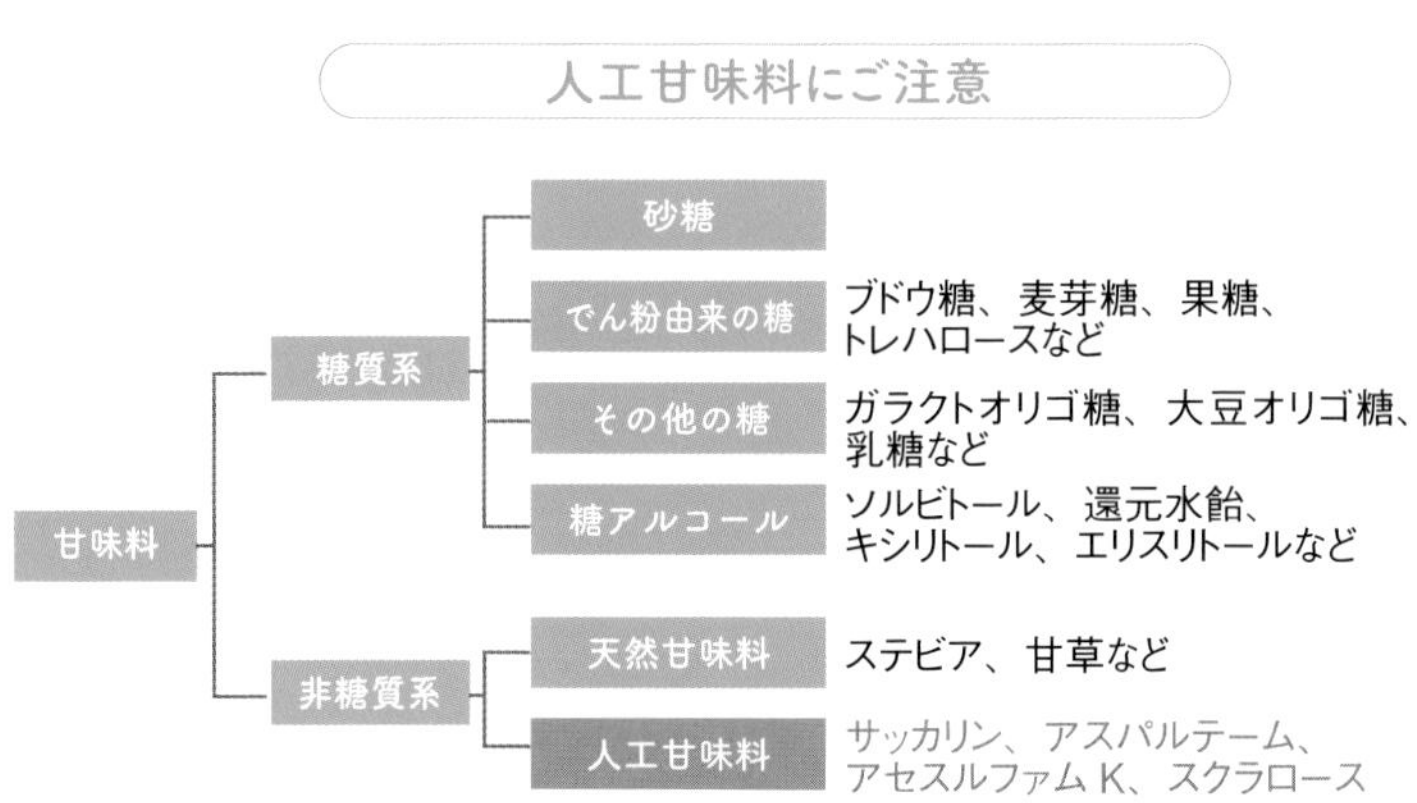

参考 独立行政法人農畜産業振興機構ホームページ「砂糖以外の甘味料について」

第3章

認知症とは脳の栄養失調だった

——何を補い、何を避けるべきか 注目の栄養素を見極める

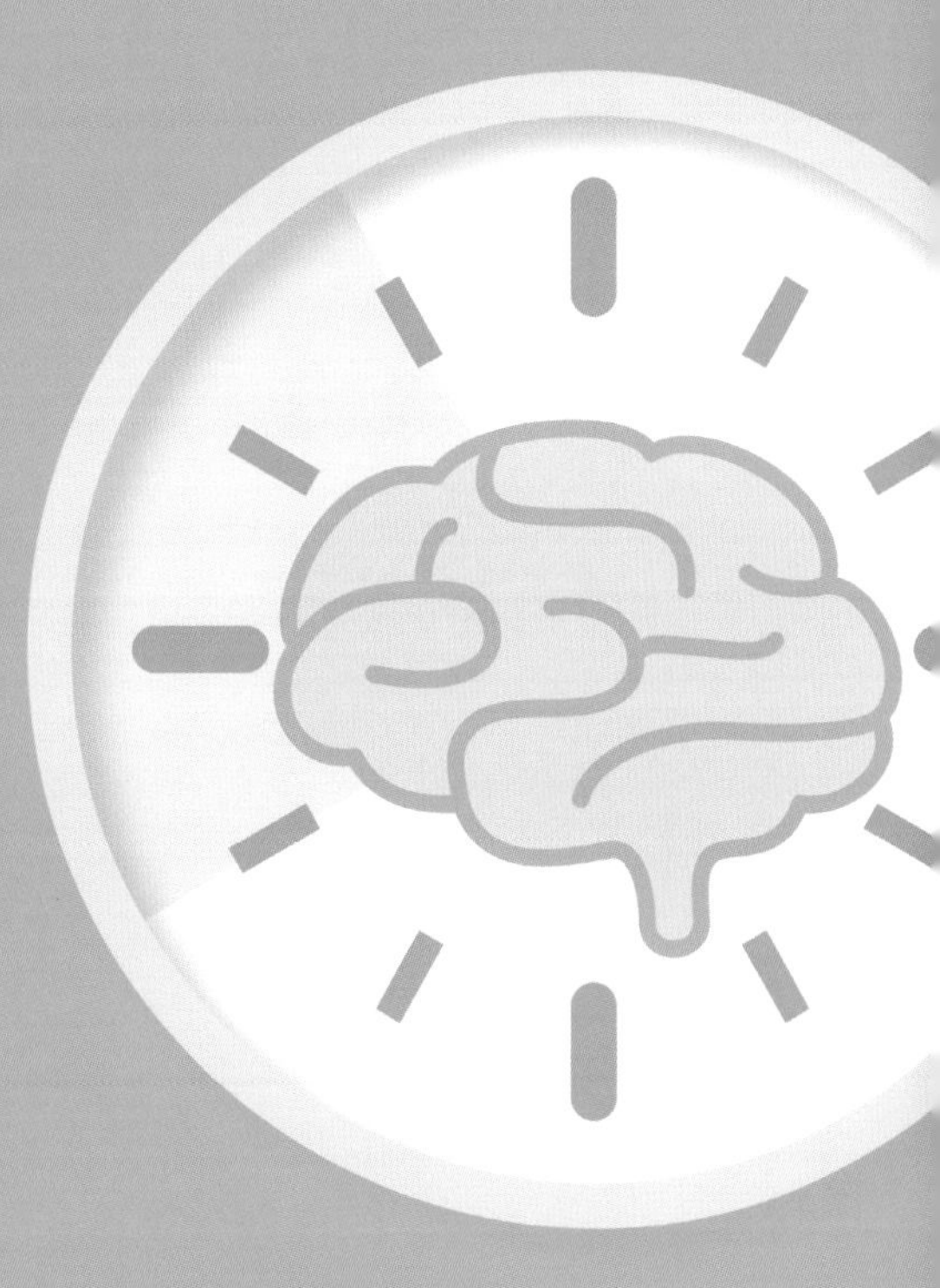

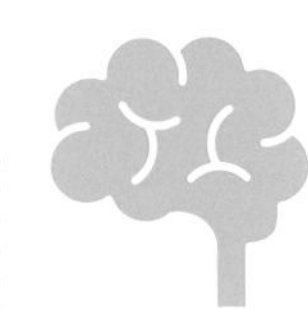

食生活の見直しを早く始めるべき理由「混合型認知症」は加齢とともに増加する

この章では、認知症と食べ方の関係をより深く追究していきましょう。なぜ、早い時期から食べるものや食べ方を見直すことがそんなに重要なのか、その根拠が明らかになります。

第1章でも触れた通り、日本人に多い認知症は大きく4つの種類があり、中でも多いのはアルツハイマー型認知症と血管性認知症です。

血管性認知症とは、脳梗塞や脳出血、くも膜下出血など、脳の血管が詰まったり出血したりすることなどにより、脳の神経細胞がダメージを受けて起こります。完全に血管が詰まっていなくても、動脈硬化が進むと血の流れが悪くなり、脳の認知機能は低下します。

一方、アルツハイマー型認知症、レビー小体型認知症や前頭側頭型認知症などでは、「脳のゴミ」のような異常たんぱくが脳内に沈着する現象がみられます。

このように、発症のメカニズムに違いのあるアルツハイマー型と血管性認知症は、起きる症状にも違いがあります。アルツハイマー型がゆっくりと進んでいくのに対し、血管性認知症では、脳梗塞などを起こした際に症状がそのつど段階的に悪くなり、また障害が起きた脳の部位に応じて症状も異なるのが特徴です。

また、2つ以上の認知症が重複して起きる「混合型認知症」も、年齢が上がれば上がるほど起きやすくなります。

「混合型」は一般的にアルツハイマー型と血管性認知症の合併です。実のところ、アルツハイマー型による脳のゴミ（アミロイドβ）の蓄積だけでは認知症を発病しないことも少なくないため、高齢者の認知症の多くが、実はアルツハイマー型と血管性の2つの認知症が発病している「混合型」ではないかともいわれています。

混合型認知症は、それぞれの認知症の特徴が影響し合って症状が複雑になり、治療はますます難しくなります。

先手を打ち、アルツハイマー型も血管性もどちらも予防するような対策を取っておくことが、将来の認知症を防ぐことになるのです。本書で紹介している方法は、どちらの認知症の予防にも役立ちます。

主な認知症の特徴と関連性

脳のゴミが発症に関連する

全体の67.6%	アルツハイマー型認知症

本来、脳から排出されるはずの老廃物であるアミロイドβ（脳のゴミ）というたんぱく質が神経細胞に蓄積。老人斑が形成される。しだいに脳内の神経細胞が破壊され、脳が萎縮し認知症を発症する。

兆候

・ついさっき話したことを覚えていない
・何度も同じことを聞く
・約束の時間を忘れる
・大事なものをよくなくす
・よく知っている道で迷子になる
・家が片付けられなくなる
・簡単な料理しか作れなくなる
　など、いわゆる一般的な認知症のイメージ

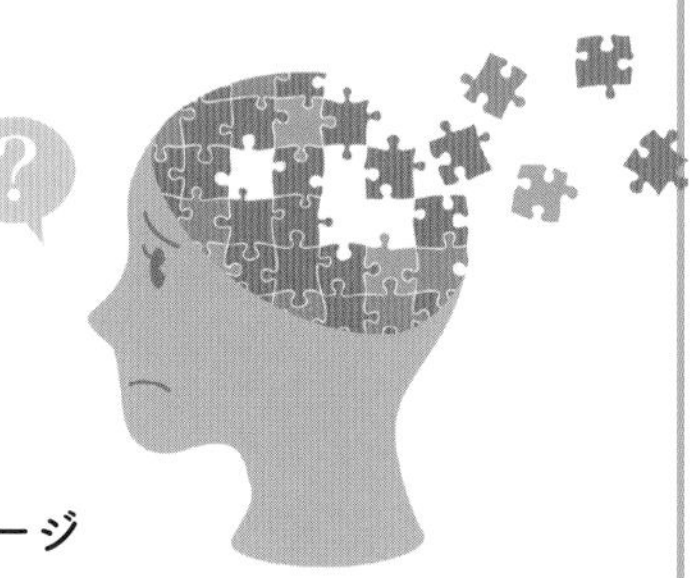

全体の4.3%	レビー小体型認知症

αシヌクレインという脳のゴミがたまり、レビー小体という特殊な物質が生成されて神経細胞を破壊する。比較的よく物を覚えられるときとそうでないときがあるなど、認知機能には変動がある。

兆候

・**幻視**…「知らない人が居間に座っている」「ネズミが這い回っている」など
・**パーキンソン病の症状**…手が震える、足を前に出しにくい、表情が乏しいなど
・**睡眠中の異常な行動**…大声で寝言を言う、手足を動かすなど

各認知症の割合：厚生労働省老健局「認知症への対応力強化（地域包括ケアシステムの深化・推進）」（令和５年８月30日）より抜粋

加齢とともに混合型が増加

全体の 19.5%	血管性認知症

脳梗塞や脳出血などで、脳の血管が詰まったり出血を起こすことで神経細胞がダメージを受けて発症。脳のどの領域が障害を負ったかによって起こる症状が違ってくる。血管の問題が起こるたびに段階的に症状が進む。意欲低下や感情の起伏が激しくなるといった症状も起こりやすい。

原因となる脳血管疾患

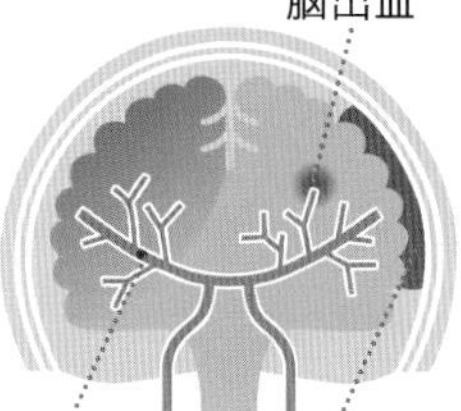

症状

- **感情失禁**…感情が抑えられなくなる、すぐに泣いたり怒ったりする
- **失行・失認**…服を逆さまに着る、箸や歯ブラシの使い方がわからなくなる、それが何かはわかるが、名前や用途がわからないなど
- **運動機能障害**…歩行障害など
- **知覚障害**…手足の麻痺、しびれなど

全体の1.0%	前頭側頭型認知症

脳内にタウたんぱくやTDP-43などの「脳のゴミ」がたまり、脳の前頭葉と側頭葉の神経が変性・脱落して起こる。物忘れよりも、性格の変化や行動の異常が特徴的。

兆候

- **性格の変化**…社会的に不適切な行動をしたり、礼儀やマナーがなくなる。物事に関心を持たなくなり、意欲低下、他人への共感性がなくなる
- **同じ行動の繰り返し**…毎日同じ場所に出かける、同じ服を着る、決まった時間に同じことをするなど

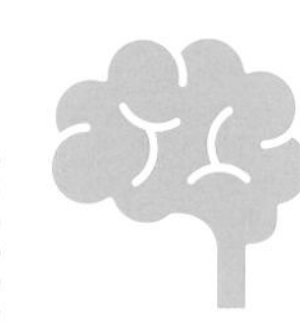

認知症の発症に関係する悪玉物質ホモシステインを取り除く栄養素とは

認知症の発症に悪影響を及ぼしている要因として、最近注目されているのが、「ホモシステイン」です。ホモシステインは、必須アミノ酸（体内には存在せず食事で摂る必要のあるアミノ酸）の一種「メチオニン」が代謝されてできる物質です。

メチオニンは、食肉や、マグロ、カツオなどの魚介類、乳製品、豆類やナッツにも多く含まれており、代謝されて美白に関わるシステインや、抗酸化作用や肝機能を高める作用を持つグルタチオンなどに変わる重要な物質です。

ところが、葉酸、ビタミンB6、ビタミンB12などの特定の栄養素が欠乏すると、メチオニンの代謝が滞り、システインやグルタチオンに変えることができず、その手前で作られるホモシステインが血液中に増えてきます。

ホモシステインは動脈硬化や心筋梗塞、脳卒中のリスクを高める悪玉物質です。そして、血管が傷つき、血流が悪くなれば、血管性認知症やアルツハイマー型認知症も起こりやすくなります（文献1）。

さらに、ホモシステインが酸化すると、神経を傷つけ、アミロイドβを増やす作用を持つ「ホモシステイン酸」というまた別の悪玉物質に変わります（文献2）。

私は、これまで認知症の栄養療法に取り組む中で、認知症のリスクとなるホモシステインの値に注目してきました。実際、血液中のホモシステインが多いと認知症が起こりやすくなるということが、複数の研究から報告されています（文献3）。軽度認知障害と診断された人の栄養状態をクリニックで調べてみると、多くの人で血中のホモシステインの値が基準範囲を上回っていました。

誰も加齢を止めることはできません。だからこそ、ホモシステインの代謝を促してくれる葉酸、ビタミンB_6、ビタミンB_{12}などが不足しないように、食事から補給していくことが大変重要です。

これらの栄養素は、神経細胞の健康維持に重要な役割を果たします。認知症予防における栄養療法の根幹といえるでしょう。

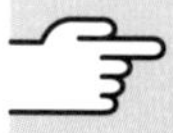

ホモシステインとは何か

ホモシステインは、必須アミノ酸「メチオニン」の代謝過程で生成される「悪玉アミノ酸」。分解するには、「葉酸」「ビタミンB6」「ビタミンB12」が欠かせない

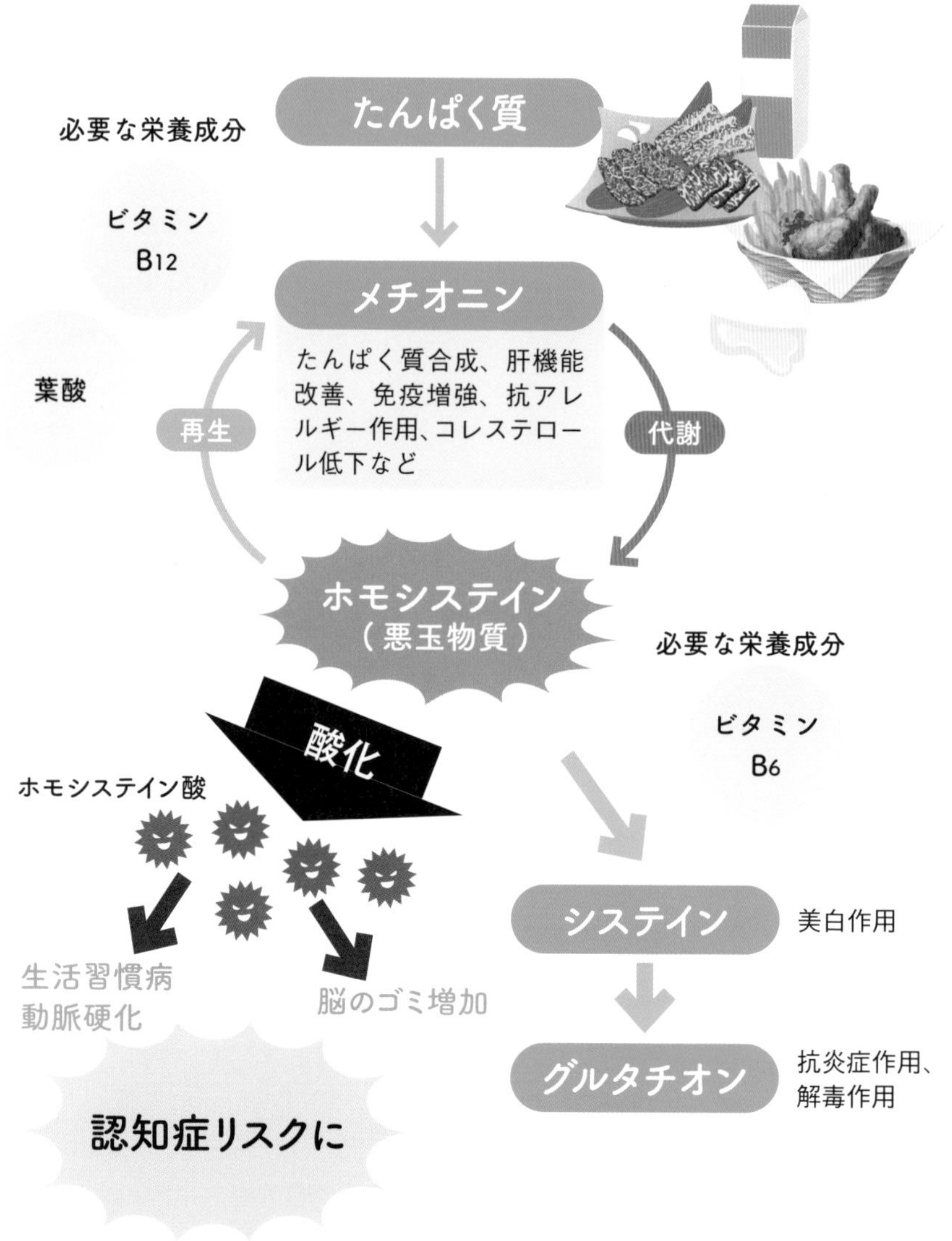

たんぱく質

必要な栄養成分

ビタミンB12

葉酸

メチオニン

たんぱく質合成、肝機能改善、免疫増強、抗アレルギー作用、コレステロール低下など

再生

代謝

ホモシステイン（悪玉物質）

必要な栄養成分

ビタミンB6

酸化

ホモシステイン酸

生活習慣病
動脈硬化

脳のゴミ増加

認知症リスクに

システイン　美白作用

グルタチオン　抗炎症作用、解毒作用

ホモシステイン値が高いことと認知機能の低下は関連している

ホモシステインと認知症に関する世界のデータ

ホモシステイン値が最も高い中年女性のグループは、最も低いグループに比べて20～30年後に脳梗塞を起こすリスクが3倍、アルツハイマー型認知症になる確率が2.4倍だった
（スウェーデン・イエテボリ大学）

認知症を発症していない1092名の高齢者を8年間追跡調査したところ、血中ホモシステイン濃度が14nmol／mlを超えるとアルツハイマー型認知症の発症リスクがほぼ倍になった
（アメリカ・フラミンガム心臓研究）

61～87歳の任意の参加者100名を5年間調査したところ、ホモシステインの代謝に欠かせないビタミンB12の血中濃度が最も低いグループでは、最も高いグループの6倍脳の萎縮が進行していた
（イギリス・オックスフォード大学）

ホモシステイン値が高いと、認知症の前段階である老化に伴う認知機能障害（軽度認知障害）をきたす確率が240％も高くなる
（アメリカ・ミシガン大学）

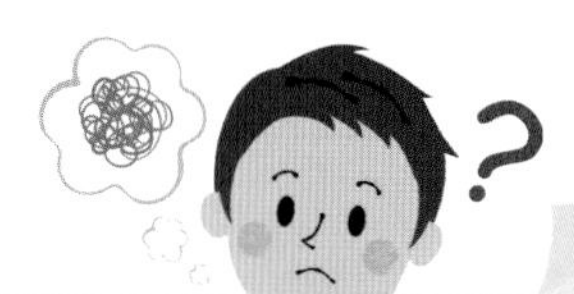

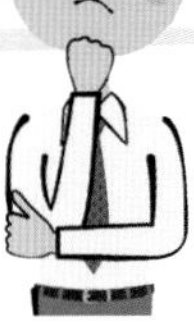

血中ホモシステイン値の上昇は認知症リスクに関連する重要な基準。もし数値が上がっていたなら、ただちに必要な栄養を補充する方法を考えたいものです

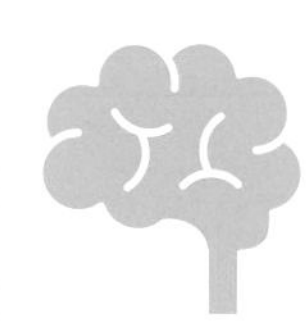

脳を健康に保つ栄養の基本
ビタミンB群は毎日摂り、浪費しない食生活が大切

前ページで述べたように、ホモシステインを減らすことは、脳の健康を維持し、認知機能を理想的な状態に保つことに貢献します。

これが認知症を遠ざけることになるのであり、どの世代であっても認知症予防のための栄養補給のコツといえるでしょう。

まず、ビタミンB群の「葉酸」「ビタミンB_6」「ビタミンB_{12}」を食事から摂ることです。この3つのどれか一つではなく、すべてが十分に体内にあることで、ホモシステインの代謝を促し動脈硬化の進行や脳のゴミの蓄積を防ぎます。

ビタミンB群は水溶性成分のため体に蓄積されません。毎日摂取することが必要です。また、ビタミンB群は糖質や脂質の代謝にも欠かせない成分のため、パンやご飯などの糖質をたくさん摂る人、アルコール摂取の多い人は体内のビタミンB群が浪費され、不足しがち。糖質を食べ過ぎないことは、ビタミンB群の浪費を防ぐためにも認知症予防に重要なのです。

葉酸	野菜類や豆、海藻などに多く含まれており、体内では腸内細菌により合成されます。赤血球を造る、細胞内の遺伝物質を含む核酸の代謝を助ける働きがあり、DNAの合成に不可欠です。妊娠中は特に胎児の脳神経の発育に関わるため、葉酸を十分摂取するよう気をつける必要があります。
ビタミン B_6	動物性、植物性の様々な食品に含まれるので偏食なく食べることが大切です。脳内では、ドーパミン、セロトニン、GABAなどの神経伝達物質の合成にも欠かせません。不足すると皮膚の炎症や貧血、神経痛、口内炎などが起きやすくなります。
ビタミン B_{12}	葉酸とともにDNA合成に不可欠で、骨髄での赤血球の形状にも関わっています。牛、豚、鶏などのレバーや魚介類に多く含まれるため、菜食中心の人や高齢者では不足しがちになります。ビタミンB群が食事で摂りにくいときは、サプリメントからも摂取できます。

認知症予防の栄養成分（ポリフェノール類）

ポリフェノールは植物に含まれる健康成分。どのポリフェノールにも、酸化を防ぐ抗酸化作用がありますが、中でも認知症予防のエビデンスが見いだされているものを厳選してとりあげました。

クルクミン

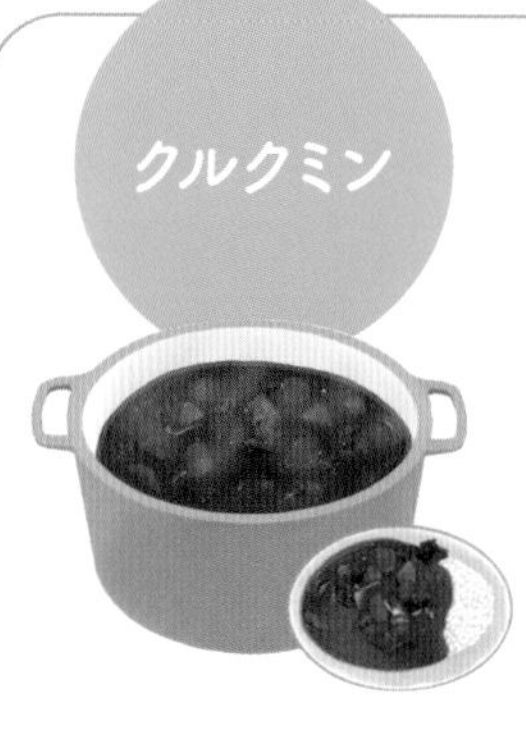

クルクミンは生薬でもあるウコンに含まれる黄色い色素。カレーのスパイスの一つとして広く使われています。肝臓の解毒作用を高めたり、胆汁分泌促進作用、アルコール分解促進作用があります。

認知症との関連ではアミロイドβの蓄積を予防する効果があります。血糖値を上げないようにするために、カレーライスならご飯を白米から玄米やバターライスなどに変更し、量も控えめにしましょう。葉物野菜のカレー炒めやスープカレーなどの糖質が少ない料理もおすすめ。

フェルラ酸

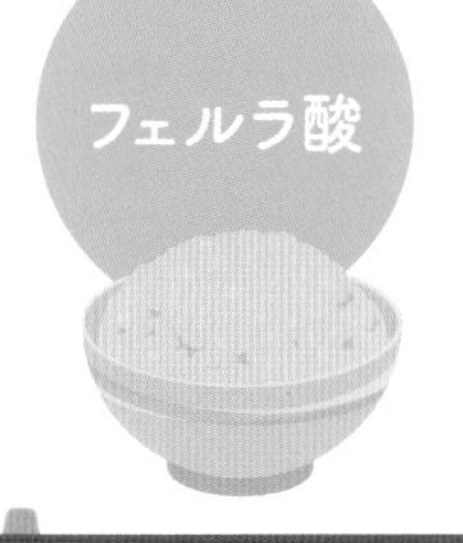

玄米、雑穀ふすまなどから摂取できるポリフェノール。抗酸化作用、抗炎症作用を持ち、アミロイドβの産生や神経毒性を抑制します。

認知症予防のサプリメントとしては、ガーデンアンゼリカというハーブエキスと合わせて販売されています。ガーデンアンゼリカは記憶力に関連する神経伝達物質アセチルコリンの分解を防ぐ作用があります。

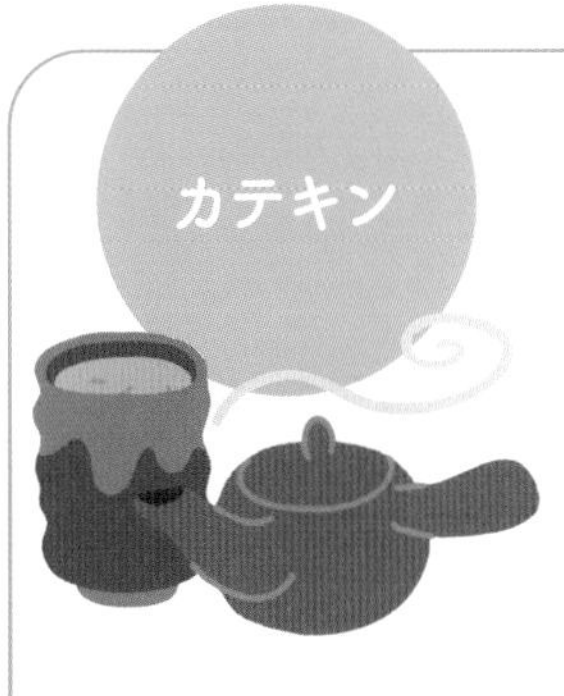

カテキン

抗菌、抗炎症、抗酸化、血圧上昇抑制、脂質代謝改善、抗アレルギーなど、緑茶の持つ様々な健康効果の元になっている作用を持つ成分です。

認知症に関しては、アルツハイマー型認知症の原因物質であるアミロイドβやタウたんぱくの凝集を抑え、毒性を弱めるという報告（文献4）があります。さらに、レビー小体型認知症やパーキンソン病の脳内に蓄積しているαシヌクレインの凝集や毒性を防ぐ可能性も報告されています（文献5、6、7）。

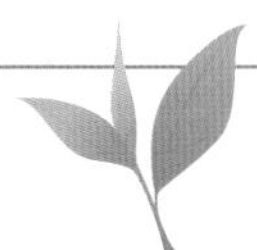

「お茶飲み」は認知症リスクを下げる

緑茶を飲む習慣のない人に比べて、毎日飲む人では認知症の発症リスクが約4分の1になった（文献8）など、緑茶の認知症予防効果に関連するエビデンスが多くあります。食後や休憩中に一人で味わうのもいいですが、気の置けないご近所仲間とのお茶会もおすすめ。コミュニケーションは相手の声を聴き、表情を読み取り、会話を楽しむ点で、非常に有効な認知トレーニングになります。

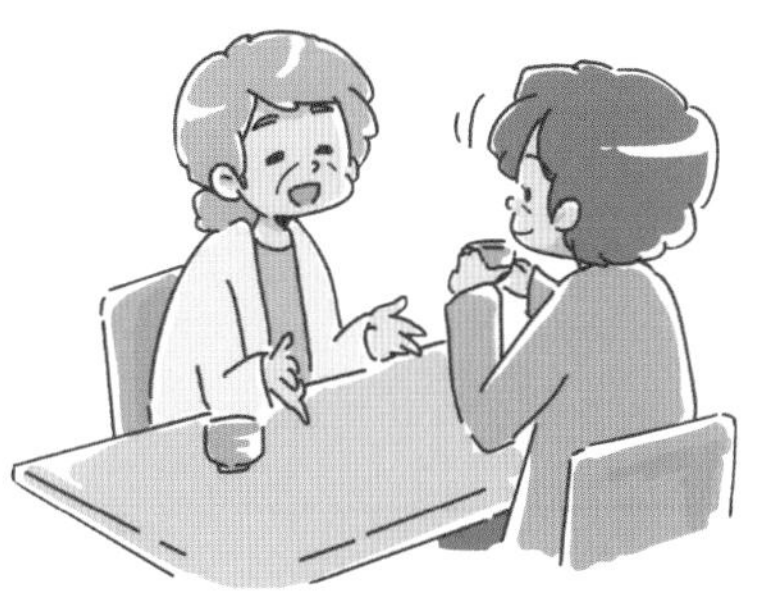

ご近所同士のお茶飲みも認知症予防に

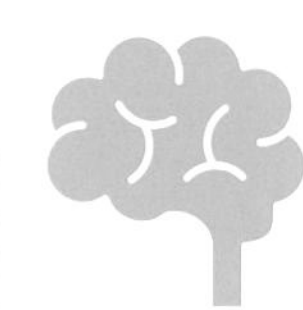

認知症予防の心強い味方「ビタミンD」
摂りにくい栄養素はサプリで上手に補給を

認知症予防に役立つとして、今たいへん注目されるのがビタミンDです。ビタミンDは、カルシウムの吸収を助けて骨を丈夫に保つのに役立つ栄養素として、古くから知られてきました。

近年、ビタミンDの摂取により、風邪やインフルエンザなどの感染症の発症や、ぜんそくなどのアレルギー症状を抑える、あるいは血中ビタミンDの濃度が高いグループでは、がんリスクが低下するといった研究結果も出ています。そこで働いているのは、ビタミンDが免疫を調整して体内の炎症を抑えるというメカニズムです。

炎症とは、病気やケガをしたときに起こる体の防御反応です。若くて健康であれば炎症はすぐに治まることが多いのですが、加齢や肥満、ストレス、生活リズムの乱れなどによって治まりにくくなり、認知症やがん、生活習慣病など、様々な病気の原因になります。

炎症が起こると、脳内の免疫細胞も活性化します。なかでも、「ミクログリア」という免疫細胞の活性化がアミロイドβの増加に関わることがわかってきました。そして、ビタミンDは、ミクログリアの働きを調節して、認知症につながる脳の問題を軽くする可能性があります（文献9）。

しかし、59ページでも説明したように、98％の日本人が「ビタミンD不足」に該当しています。実際に、私のクリニックで、軽度認知障害と診断された患者さんの栄養状態を調べますと、やはりビタミンDが少ないという傾向がみられました。

ビタミンDは、紫外線を浴びることにより皮膚で生成される栄養素ですが、あまり外に出ない人や、冬の日照が弱い地域では不足しがちになります。

食事では、サケ、イワシなどの魚、卵黄、天日干しシイタケ、キクラゲなどにも含まれますが、日本人で不足している人も多いことが指摘されているのです。

クリニックでは、ビタミンDをサプリメントとして摂ることもすすめています。

ビタミンDは、セロトニン、ドーパミンなど、気分を調整する脳内ホルモンの合成に関係しており、うつ病を防ぐのにも役立ちます。高齢者の転倒リスク、骨折リスク、インフルエンザなどの感染リスクを抑えるためにも、ビタミンDの補給は大切です。

認知症予防のための腸内環境づくりを

高齢になるにつれ、男女とも便秘に悩む人が増えてきます。おなかが張ってイライラする、集中力が落ちる、睡眠に影響が出るなど、頭の働きや気分にも影響があると感じる人も多いはず。反対に、下痢になるとせっかく食事をとっても栄養を十分吸収できなくなり、これもまた脳の働きに悪影響が出てきます。腸の善玉菌を増やし、腸内環境を健康に維持するように心がけましょう。

加齢とともに悪玉菌が増えてきますから、腸内環境を整えることはいろいろな意味で重要です。

プレバイオティクス（オリゴ糖・食物繊維）

有用菌のえさになり腸内環境を整える

オリゴ糖➡玉ねぎ、ごぼう、ブロッコリー、大豆など

食物繊維➡葉物野菜、海藻、こんにゃく、キノコ類など

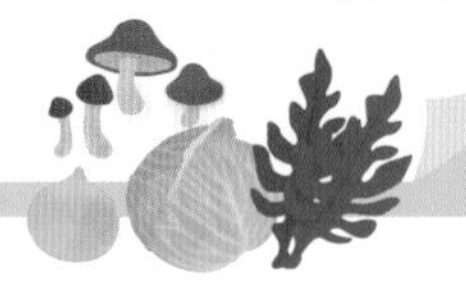

プロバイオティクス（発酵食品）

有用菌を腸に直接届けることで有害菌の活動を抑える働き

➡納豆、味噌、醤油、ぬか漬け、塩こうじ、キムチ、ピクルス、ザワークラウトなど

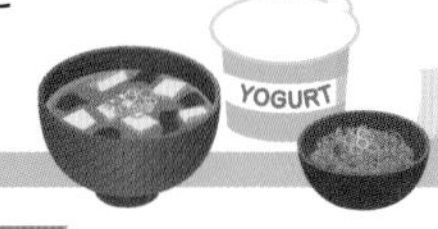

悪玉菌がはびこると脳機能にも悪影響

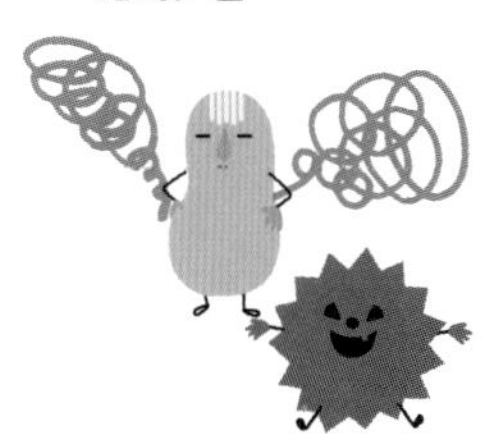

認知症予防のために、善玉菌の優位な腸をつくりましょう

善玉菌
（ビフィズス菌、乳酸菌など）

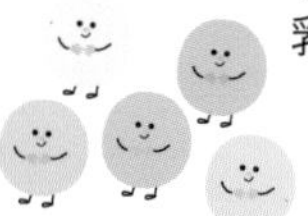

日和見菌
（バクテロイデス菌など）

悪玉菌
（ウェルシュ菌、ブドウ球菌など）

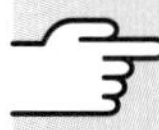

サプリメントの賢い選び方と使い方

「必要な栄養はできるだけ日々の食事から摂る」という考え方はとても大切。その上で「どうも不足気味」「普段の生活では摂りにくい」と感じる栄養は、質のいいサプリメントを上手に取り入れましょう。

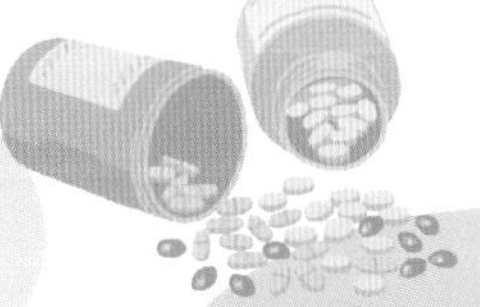

・パッケージの宣伝文句やお手頃価格に踊らされない（「芸能人の○○さんがおすすめ」は品質保証にはならない）

・サプリメントは加工食品の一種。安全性を重視し、できるだけ添加物が少ないものを選ぶ

・いくつもの成分が含まれる場合には、欲しい成分が必要な量だけ入っているかをしっかり確認する

・原材料をチェックする。どんな材料を使っているかなど、同じ栄養素でも、より安全な原材料のものを選ぶ

・外国製サプリメントに注意！日本では認められていない薬剤や添加物が含まれている場合もある

・市販サプリメントと医療機関専用サプリは使用目的が異なる。（気になるときは医療機関や専門家に相談を）

食後？ 空腹時？ サプリメントはいつ摂るのがよいの

基本的に、サプリメントは食後に摂るのがおすすめです。消化液が分泌され、カプセルや錠剤が消化されて吸収しやすくなります。せっかく飲んでも吸収されなくてはもったいないですし、栄養素の種類によっては、空腹の状態で飲むと吐き気などの症状が出ることもあります。特に胃が弱い人は、食後に飲んだほうがいいでしょう。

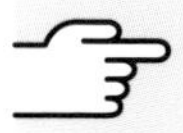

栄養リスクチェックリスト

忙しいと、つい適当に食べてしまうこともあります。ストレス解消に食べたいものを食べていると、いつの間にかバランスが崩れていることも……。「この食べ方でいいのかな」と思ったら、以下の項目に当てはまるものをチェックしてください。チェックした項目が多ければ多いほど、そこにあなたの栄養リスクが潜んでいます。

A

- □ 食事は主食のみでおかずをほとんど食べない
- □ 葉物野菜や柑橘類をほとんど食べない
- □ お酒を飲む機会が多い
- □ 薬を常用している、人工透析を受けている

B

- □ 砂糖の入った甘いお菓子や飲み物をよく摂る
- □ 白米、パン、麺類を毎食食べる
- □ 野菜や海藻、キノコ類はあまり食べない
- □ 甘い果物をよく食べる（特に夜）

C

- □ 発酵食品（納豆、味噌、こうじ、ぬか漬け、ヨーグルト、チーズなど）をあまり食べない
- □ 揚げ物、炒め物をよく食べる
- □ ストレスを感じることが多い
- □ タバコを吸っている
- □ 胃腸の調子がよくない

D

- □ 魚をあまり食べない
- □ 肉、卵、豆、ナッツをあまり食べない
- □ 低カロリーを心がけている。食が細い
- □ たちくらみ・めまいが多い
- □ 髪が抜けやすい
- □ 爪が割れやすい

解説はこちら

どれか一つだけでもチェックがついているところは、今後の健康リスクにつながります。ぜひこれからの食生活で改善していきましょう。

A にチェックが多かった人 ↓ **ビタミンB群不足タイプ**	ビタミンB群は、通称「代謝ビタミン」。食べたものをエネルギーにするのに欠かせない補酵素の働きをします。お酒を飲む人、持病で薬を飲んでいる人、ストレスが多い人などは、ビタミンB群が消費されやすく、不足しがちです。するといくら食べてもエネルギーにならず、いつも疲れていて脳機能も働きにくいということに。
B にチェックが多かった人 ↓ **糖質過多タイプ**	ご飯やパン、パスタなどの主食が大好きな人は、糖質の摂り過ぎかもしれません。余分な糖質は生活習慣病や脳の老化のもと。すでに物忘れが増えたと感じているのでは？　食事では、まず食物繊維やビタミン・ミネラルの多い野菜から先に、よく噛んでゆっくり食べましょう。
C にチェックが多かった人 ↓ **酸化・炎症タイプ**	病気や老化の原因になっている活性酸素が増加しやすい食生活です。揚げ物や炒め物をよく食べる人は、酸化した油を食材とともにたくさん摂っていることになります。タバコは活性酸素を増加させ、血管の老化を促進します。これらはどれも脳に慢性的なストレスとなり、記憶を司る脳の海馬を萎縮させて認知症の発症リスクが上がります。
D にチェックが多かった人 ↓ **たんぱく質不足タイプ**	肉、魚、卵、納豆などに含まれるたんぱく質は細胞や遺伝子、酵素などの原料として健康維持に欠かせませんが、年齢とともに摂取量が少なくなりがちです。ダイエットなどでカロリーの少ないものばかり食べていると、たんぱく質不足になる場合があります。爪が割れやすかったり髪が抜けやすかったりするのは、たんぱく質不足が疑われる症状。毎食、必ず豆・卵・魚・肉のいずれかを食べるようにしてみてください。

眠りが浅いかなと感じたときに摂りたい よい睡眠をもたらす成分

食材として摂りにくいときには質のよいサプリメントを使ってもよいでしょう。

【テアニン】

お茶に特有の成分で、グルタミン酸に似たアミノ酸。お茶の旨味成分として知られています。特に抹茶や玉露などに多く、睡眠の質を改善する効果が報告されています（文献 11）。ただし、お茶にはカフェインが含まれているので、睡眠のためにテアニンを摂るなら、テアニンを含む機能性食品やサプリメントなどを活用するとよいでしょう。

【GABA】

GABA（γ-アミノ酪酸）は、睡眠の質や認知機能の改善に役立つ神経伝達物質です。アミノ酸の一種で、中枢神経系で抑制性の神経伝達物質として作用します。キャベツ・ブロッコリー・大豆・そばなど、身近な食品に含まれている成分で、リラックス効果や深い眠りを増やす効果などが複数の研究で報告されています（文献10）。

【乳酸菌】

いくつかの種類の乳酸菌が睡眠の質の改善に役立つことが報告されています。たとえば、ラクトバチルスカゼイシロタ株という乳酸菌を用いた研究では、深い睡眠が増加しました（文献 13）。なぜ乳酸菌が睡眠に影響を及ぼすのかははっきりしていませんが、腸の状態がよくなると、ストレスに関係する脳や神経の働きを抑えることなどによって、睡眠によい影響を与えるのではないかと考えられています。

【グリシン】

グリシンもアミノ酸の一種で、豚肉、ホタテ、イカ、エビなどに多く含まれます。

グリシンの睡眠改善効果は脳の体温を調節する部位に働き、深部体温を低下させることによりもたらされることが明らかにされています（文献 12）。

第4章
認知症を遠ざけるカンタン生活習慣

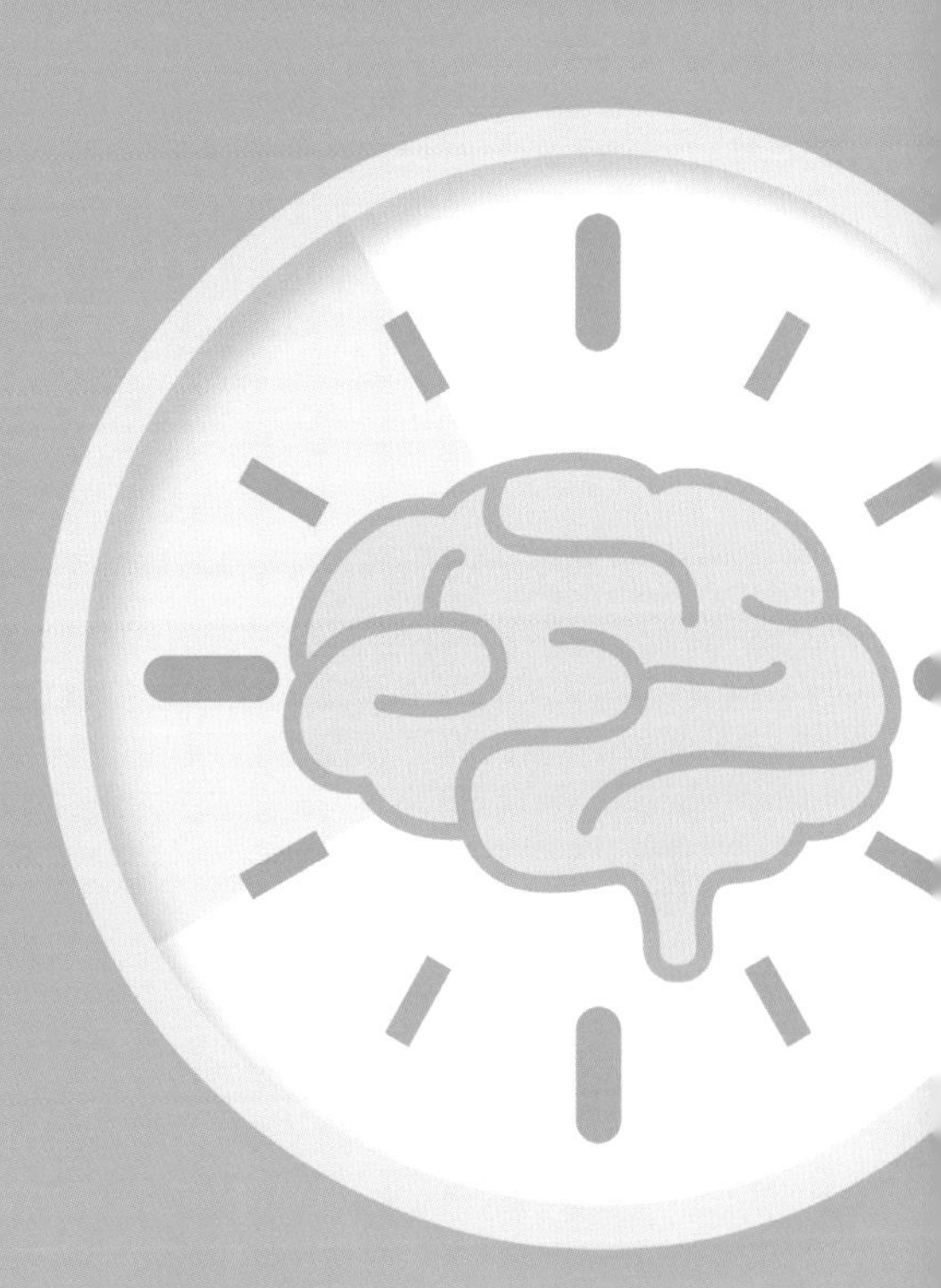

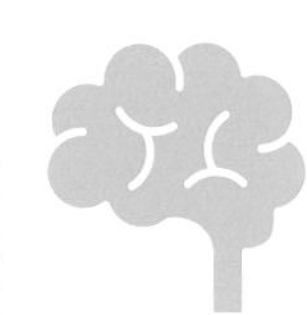

運動は認知症リスクを低下させる 何歳になっても歩く歩数を維持しよう

認知症を予防し、発症しても進行を遅らせることのできる方法は何か。世界で様々な実証研究が行われています。その中でも、確実に効果がある方法は運動です。

よく知られている事実は、「1日の歩数が多いほうが、認知症になりにくい」ということです。たとえば米国の研究では「1日に平均1万歩以上歩く人では、平均5000歩未満の人と比べて脳年齢が1・75歳若かった（脳の容積が大きい）」というデータがあります（文献1）。

一方、日本では、群馬県中之条町で2000年から実施されている「中之条研究」において、「1日5000歩、7・5分の早歩き（中強度の運動）」で、認知症予防に効果があると報告されています。認知症のリスクを減らすための歩数に関しては、調査研究ごとにばらつきがあります。しかし間違いなく言えることは、まったく歩かないよりは少しでも歩いたほうがよいということです。たとえば、英国で成人を対象とした研究では、わずか3826歩から認知症リスクの低下が認められたそうです（文献2）。

ですから、「何歩以上歩かなければいけない」と自分にノルマを課すよりは、「ちょっとでも体を動かそう」くらいの気持ちで毎日歩くことです。歩ける距離ならできるだけ自分の足で歩き、階段を登り降りする機会を増やし、1日のうちに少しでも歩く機会を作ってみてください。そうすることで体力もつき、徐々に長い距離も歩けるようになります。

万歩計などを毎日つけていると、だんだん「このくらい動けばだいたい1万歩くらいになる」と感覚でわかるようになります。また、アップルウォッチのようなウェアラブルデバイス（腕につけるデジタル万歩計のようなもの）を使うとスマホと連携させることで日々の歩数を記録でき、脈拍なども把握できるので健康管理に役立ちます。

高齢者では、歩幅が狭くなると認知症のリスクが高くなるという報告もあります（文献3）。前を向いて大股で、腕を振ってしっかり歩くことで、お尻の大殿筋や太ももの大腿四頭筋など、下半身の筋肉を中心に全身が鍛えられ、転倒を防止できます。転倒・骨折から寝たきりになってしまうと、一気に認知機能が低下することが多いので、足腰を丈夫にしておくことは本当に大切です。

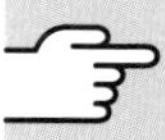

歩くだけで認知症リスクは低下する

歩くことは最も手軽な有酸素運動。外出することで日光浴にもなり、ビタミンD補給にも役立ちます。

脳内で精神安定に働くセロトニンや、意欲や集中力を高めるドーパミンを増やす

心血管系の強化や血圧安定。血流の増加とともに分泌が増える一酸化窒素が血管を広げ、より多くの血液が脳に送り込まれる

免疫細胞が活性化され、細菌やウイルス、がん細胞と闘う力がアップ

肥満の防止と改善

筋力をアップし、骨を強くして、転倒や骨折を予防し、寝たきりを防ぐ

食後の運動は血糖値の上昇を抑える

歩き方のポイント

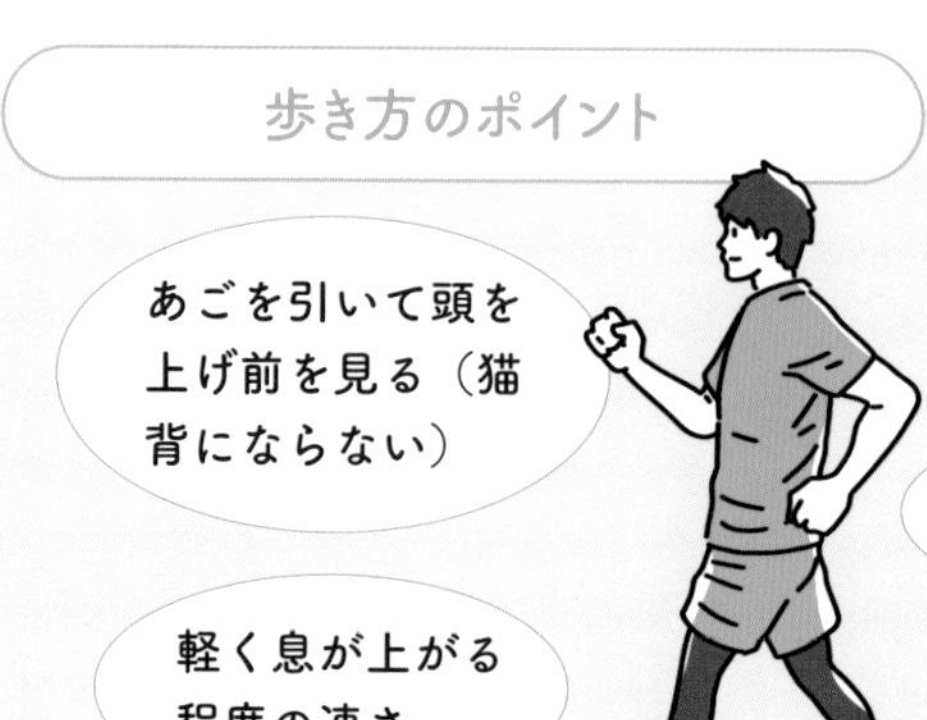

あごを引いて頭を上げ前を見る（猫背にならない）

腕を大きく振る

軽く息が上がる程度の速さ

いつもより5センチ大股

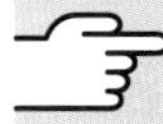

歩きながら脳トレする「デュアルタスク」

「2つのことを同時に行う」「左右で違う動きをする」などの作業をデュアルタスクといいます。テレビを見ながら洗濯物をたたむなどの「ながら作業」をいい、単純な運動だけよりも脳の血流量を上げ、脳を活性化して認知症を予防します。会話できる程度のペースで歩きながら楽しんで取り組みましょう。

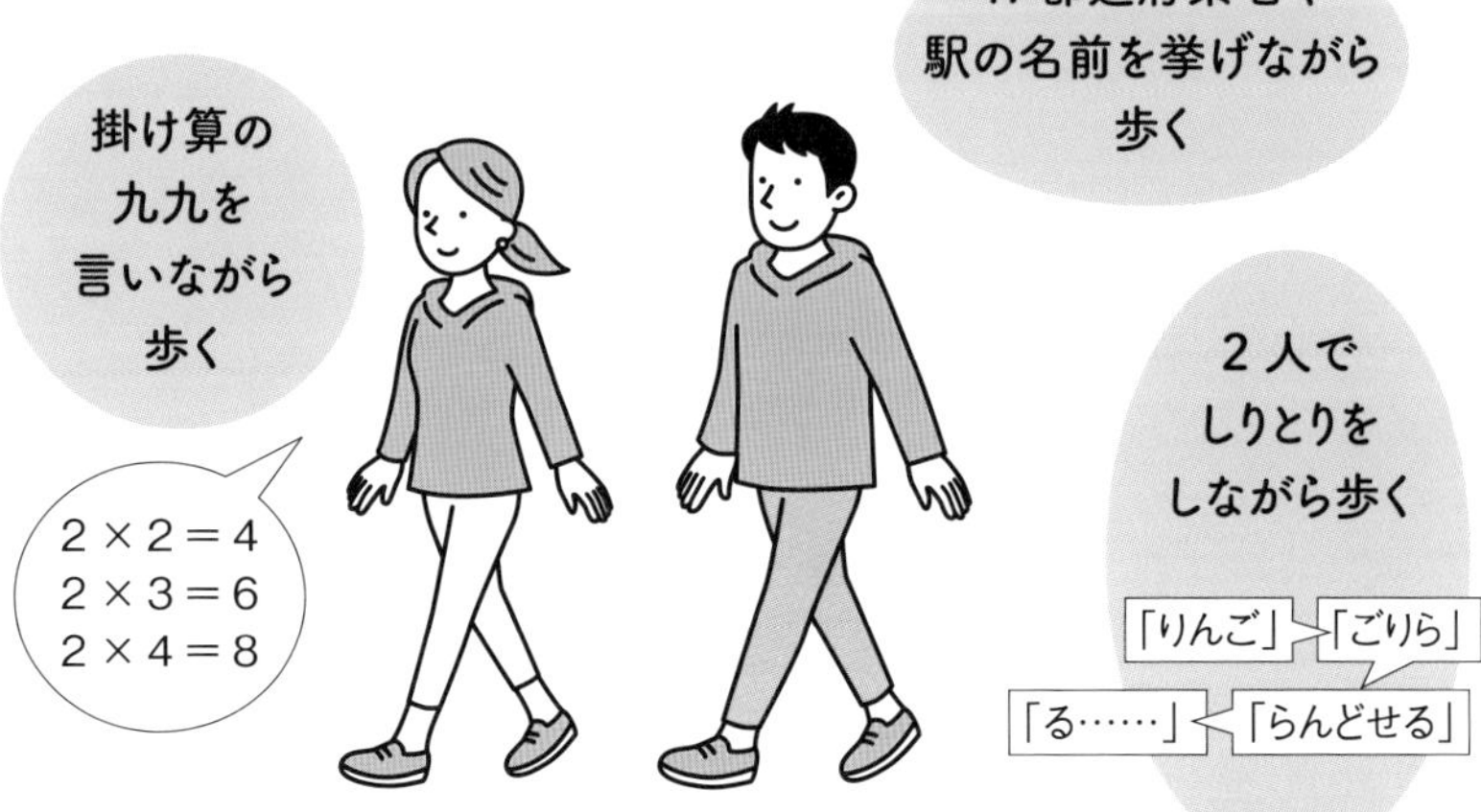
47都道府県名や
駅の名前を挙げながら
歩く
掛け算の
九九を
言いながら
歩く
2×2＝4
2×3＝6
2×4＝8
2人で
しりとりを
しながら歩く
「りんご」
「ごりら」
「らんどせる」
「る……」

慣れない動きが脳を活性化

この他、室内でできるこんなデュアルタスクもあります。うまくいかなくていいのです。意識することが刺激になります。慣れない作業を楽しみながら脳を活性化しましょう。

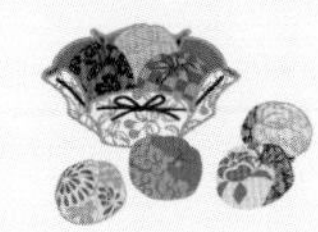

片手でお手玉を投げながら、同時に反対の手でハンカチを振りまわす

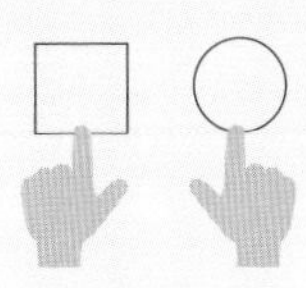

片手で宙に丸を描き、反対側の手は四角を描く

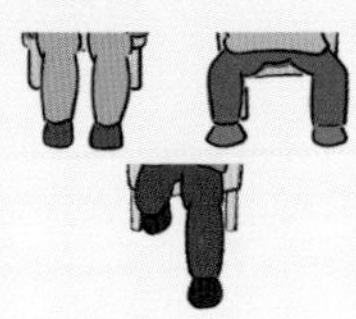

足踏みをしながらじゃんけんをする

左手は手のひらで自分の太ももをこすり、右手はグーでトントン叩く。誰かに「はい」と合図を出してもらって左右の動きを入れ替える

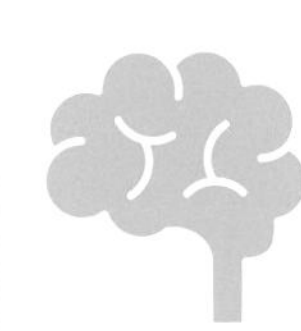

有酸素運動で脳に酸素を補給 軽い運動でも海馬が増え、記憶力がアップする

有酸素運動とは、体に酸素を取り込みながら行う運動のことです。呼吸をしながら動けるくらいの負荷の軽い運動を、ある程度時間をかけてゆっくり行います。

ウォーキングはその代表です。水泳、ジョギング、サイクリングも有酸素運動です。ラジオ体操や踏み台昇降なら、外に出るのが億劫なときでも自宅で行えるのでおすすめです。

運動の頻度や時間については、少なくとも概ね週2～3回程度、1日あたり合計で20～30分ほど行うと認知症になるリスクを下げられます。

たとえばフィンランドの20年にわたる調査研究では、中年期から週2回以上20～30分の運動をした人は、アルツハイマー型認知症の発症リスクが3分の1になったというものがあります（P108参照）。もっと激しい運動のほうがよいという研究もありますが、あまり無理をしなくてもかまいません。続けることが大事です。

有酸素運動を行うことで「アミロイドβを減らす」「記憶を司る海馬の容積を増やす（大きくする）」などの効果が期待できます。

エアロビクス、社交ダンスやフラダンスなどのダンス全般や太極拳などの武道系もおすすめの有酸素運動です。ダンスや武道のような日常生活にはない複雑な動きをすることで、注意力や実行機能などの認知機能が鍛えられるようです。さらに全身の筋肉を使いますので、筋トレにもなります。

一人で運動するのもいいですが、誰かと一緒に行えば会話が増えて脳も刺激されますし、さらには意欲や集中力の向上につながるドーパミンや、抑うつ気分・不安を防ぐセロトニンの分泌を増やすのにも役立ちます（文献4、5）。運動をするだけで、認知症を防ぐ様々なメカニズムを同時に働かせることができるのです。これは基本的に1つの作用しかない薬剤には不可能な、運動の大きなメリットです。

なお、大量の汗をかいたり、激しく息を切らしたりするような運動は交感神経を刺激して眠れなくなってしまうので、夕食前までにしておきましょう。夕食後の寝る前3時間は、軽い散歩、ストレッチ、ヨガなどのゆったりとした運動にして、体をリラックスさせ、寝るための準備を整えていくとよいでしょう。

運動はいかにして認知症を予防するか（エビデンスまとめ）

アルツハイマー型認知症の発症リスクを下げる

1449名を対象に運動習慣の効果を検討したところ、中年期から週2回以上、少し汗をかく程度の運動を20～30分間行うことで、20年後のアルツハイマー型認知症発症リスクが0.38と約3分の1に低減した。

The Lancet Neurology 4, 705-711 (2005).

記憶を司る「海馬」が増える

健常高齢者120人を対象に1年間、運動強度60～75%の有酸素運動をした人と、ストレッチやチューブを使った運動をした人を比べたところ、有酸素運動をした人たちは海馬が2%増え、していない人は1.4%減少した。

Proc National Acad Sci. 108, 3017-3022 (2011).

アミロイドβを減らす

定期的な運動､特に水泳と適度な強度の運動により､アルツハイマー型認知症の動物モデルのアミロイドβが減少する可能性がある。

Exp. Gerontol. 153, 111502 (2021).

脳由来神経栄養因子「BDNF」が増加

BDNFは海馬に多く存在し、神経細胞の成長や再生を促し、記憶や学習能力に関わるたんぱく質。1回の運動はBDNFレベルの上昇に中程度の影響があり、定期的な運動はこの効果をさらに強めることが、脳機能と運動に関する29の研究のメタ解析により示唆された。

J. Psychiatr. Res. 60, 56-64 (2015).

いつやるの？ よい効果をもたらすための 1日の運動スケジュール

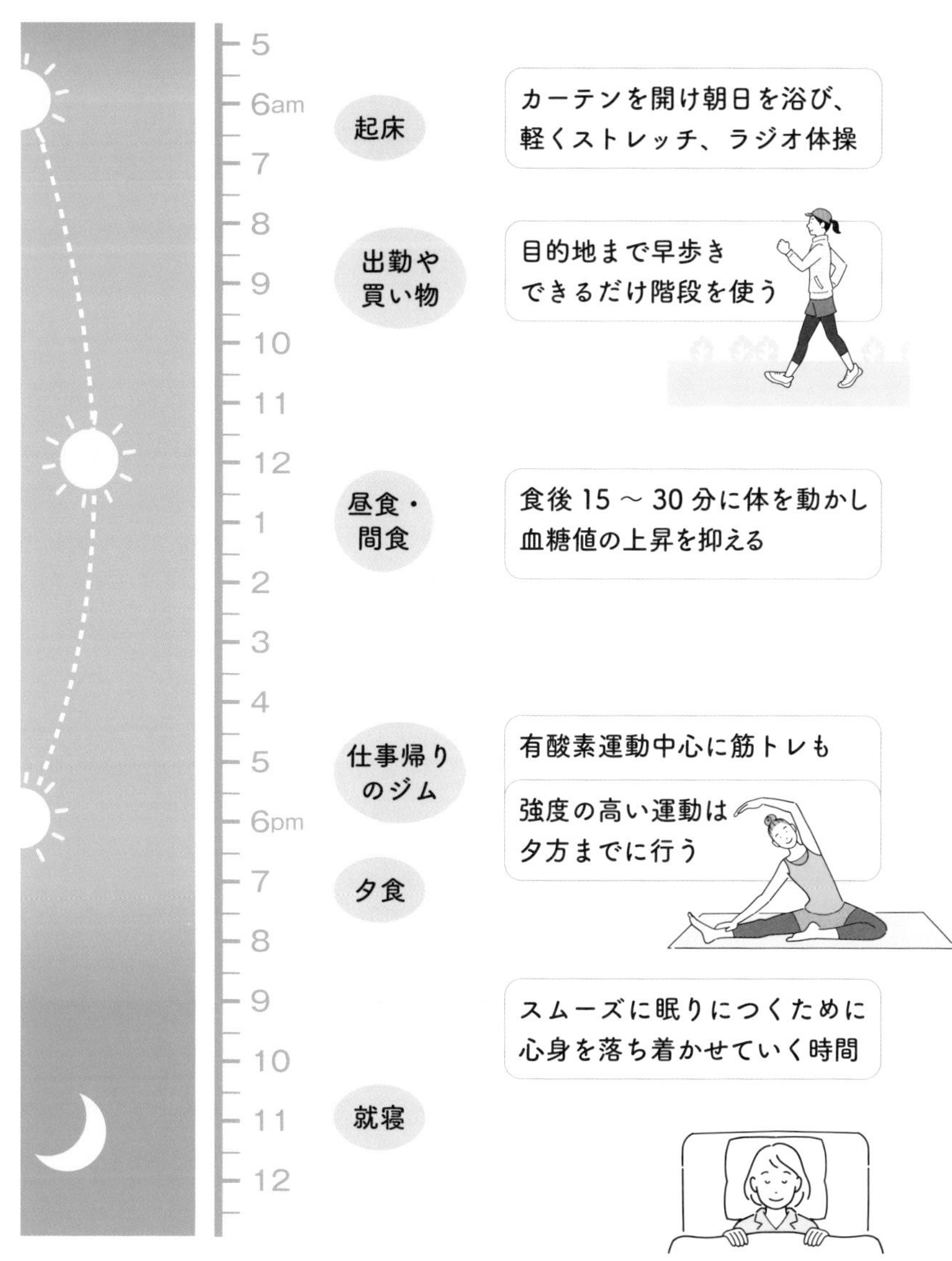
5
6am
起床
カーテンを開け朝日を浴び、
軽くストレッチ、ラジオ体操
7
8
出勤や買い物
目的地まで早歩き
できるだけ階段を使う
9
10
11
12
昼食・間食
食後 15 ～ 30 分に体を動かし
血糖値の上昇を抑える
1
2
3
4
仕事帰りのジム
有酸素運動中心に筋トレも
5
強度の高い運動は
夕方までに行う
6pm
7
夕食
8
9
スムーズに眠りにつくために
心身を落ち着かせていく時間
10
11
就寝
12

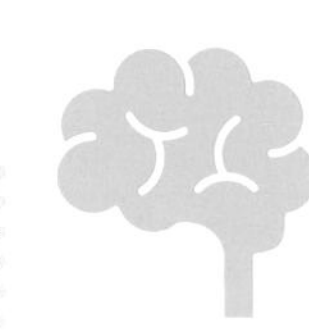

副交感神経にスイッチ
寝る前3時間は「眠りのためのルーティン」を作る

第1章でも解説してきたように、加齢とともに睡眠リズムが変化し、「眠れない」「眠りが浅い」と感じやすくなります。

これは、睡眠ホルモンであるメラトニンの分泌が減ってくることが影響しています。このことはある程度やむを得ないことですから、中年期からは積極的に「眠るための環境づくり」をすることが大切になります。

多くの人がやりがちな間違った方法は、眠くもないのに決まった時間に布団に入ってしまうことです。残念ながら、これは逆効果になることがあります。

眠気がまだ十分でない状態で布団に入り眠ろうと頑張っても、かえって焦ってしまい眠れません。

さらに、それを毎日繰り返していると「布団に入っても眠れなかった」という記憶が残るため、「今日もまた眠れるだろうか」と心配になり、それが原因でまた眠れなくなるという悪循環に陥ってしまうのです。

この悪循環から抜け出すには、まず「布団に入るのは眠気を感じてからにする」ようにしましょう。このようにお話しすると、「それでは睡眠時間が短くなり、生活リズムが乱れてしまうのではないか」と心配されるかもしれません。しかし、「朝、決まった時間に起きて、日光を浴びる」ようにすれば大丈夫です。

また、眠りにつくための行動をあらかじめ決めておき、毎日それを同じように繰り返すことで、条件反射で眠くなるように脳に覚えさせてしまいましょう。

たとえば、ぬるめのお湯にゆっくり浸かる⬇部屋は月明かりのような薄ぼんやりした明るさにする⬇寝る前にパジャマに着替える⬇歯を磨く⬇軽いストレッチやヨガなどで呼吸を整え、体をリラックスモードにする。

こうした習慣を「眠りのためのルーティン」として続けていくことで、決まった時間に眠くなるという条件反射を作ることができます。

専門的には、この一連の寝るための習慣を「入眠儀式」といいます。自分が心地よいと感じる香りや音楽などを活用するのも大変おすすめです。

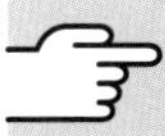

快適な眠りは生活習慣から作られる

人の体温は日中の活動期には高く、寝ている間は低く保たれます。この体温が高い状態から低い状態に下がるときに、眠気を感じるとされています。そこで、眠りにつく１～２時間ほど前に、温かい飲み物や入浴で体温を上げ、その後はゆっくり過ごして体温を十分に下げていくと、心地よく眠りにつくことができるのです。

体温変化で眠りを誘う

１日の体温変化

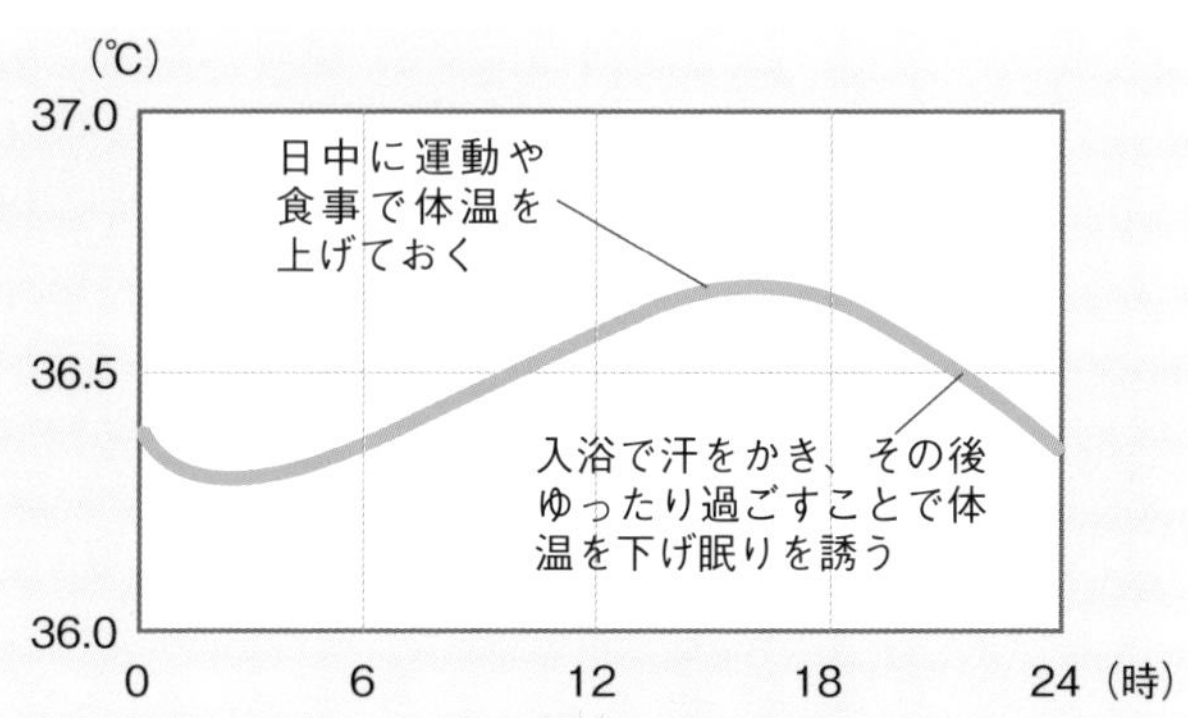

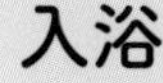

入浴

A **ぬるめのお湯にゆっくり**

お湯の温度は38～40℃ぐらいのちょっとぬるめがおすすめ。寝る１～２時間前にシャワーだけでなく湯船に浸かると、血行がよくなり、筋肉のコリもほぐれます。お湯から上がって自然に発汗してから、布団に入るのがベスト。

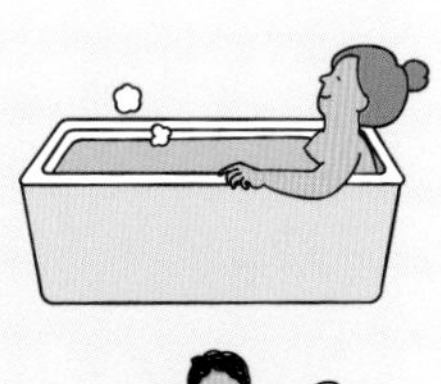

B 熱すぎるお湯は交感神経を刺激し、逆に眠れなくなります。サウナも同様なので寝る前３時間より前に入りましょう。

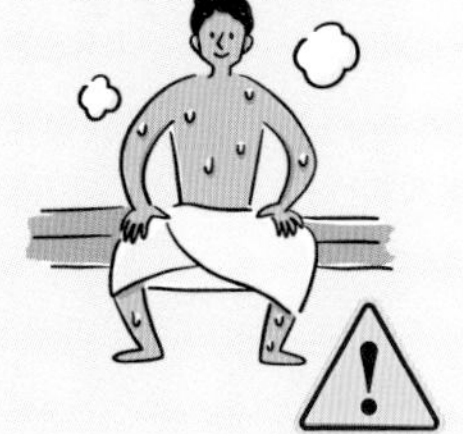

運動習慣

午後から夕方までの時間にしっかり運動して体温を上げておくと、その後夜にかけて体温が下がりやすくなります。

寝る直前には軽いストレッチやヨガなどリラックスできる運動を。

寝室の作り方～自分にとっての「快眠照明」を見つけよう～

明るい照明は脳に日中の活動期間と認識され、メラトニンの分泌が抑えられてしまいます。とはいえ、照明を消して真っ暗にするのも不安で眠れない人もいるでしょう。

一般に、寝室はホテルの客室のような電球色の光が月明かりのような明るさでいいとされます。ベッドスタンドは枕元ではなく足元に置き、壁や天井に向けて光をあてると、光が直接目に入らない間接照明になります。

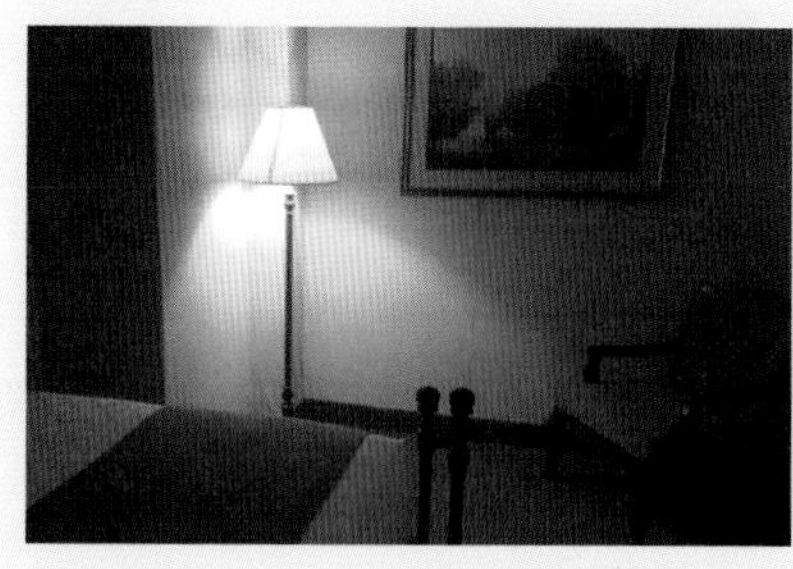

眠りにいい照明は電球色

○	電球色（暖色系の光）
	昼白色（白っぽい光）
	昼光色（寒色系の光）

眠れないときは

寝つけないときは、いったん寝室を離れてみます。ただし、スマホやテレビの強い光を見るとさらに眠気が飛んでしまいます。

軽いストレッチやアロマを焚いて深呼吸をしたり、落ち着ける音楽を聴くなどして心のリズムを整え、眠くなってきたらまた布団に入ります。

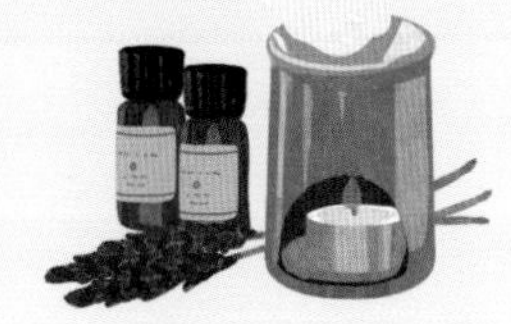

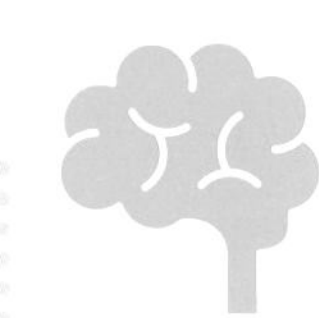

寝る前3時間はスマホも〝断食〟ストレスホルモンが減少し快適な眠りへ

とある企画で、一般の健康的な人たちにスマホを一切見られないように預けてもらい、自然の中で何時間か過ごしてその前後における気分の変化を調べるという実験に協力をしたことがあります。その結果、「怒り、敵意」「混乱、当惑」「抑うつ、落ち込み」「緊張、不安」というネガティブな気分は減少し、「活気、活力」「友好」というポジティブな気分は向上しました。

自然豊かな場所に行っただけではなく、スマホと離れることで仕事や悩ましい人間関係、不安やイライラをかきたてるようなネットニュースから解放されたことなどが、このような結果に影響したと考えられます。

スマホは私たちの生活に大きな影響を与えています。スマホを見過ぎてイライラしたり、手元にないと不安になってしまうようなら要注意です。なぜなら、ストレスを感じると、脳を覚醒させる作用があるコルチゾールというホルモンの分泌が増えるからです。

本来、コルチゾールの分泌は深夜から明け方にかけて高くなり、その後少しずつ低下していくという1日の中のリズムがあります。しかし、夜遅くまで起きて明るい部屋でパソコンを使っていたり、布団に入ってからもスマホを見続けていたりすると、画面から発せられる光に刺激されて、体内時計を調節するメラトニンが減り、コルチゾールの分泌のリズムが崩れてしまう可能性があります（文献6）。

ストレスによる過剰なコルチゾールは記憶に関わる海馬などにダメージを与え、脳の萎縮の原因になります。特に寝る前3時間は、余計な情報を見てストレスを受けないように、スマホやＰＣの画面から離れることをおすすめします。

コルチゾールは微生物の感染やケガなど、体に悪影響を与えるような問題が起こると分泌が増え、体を守ってくれる働きがあります。一方、その影響で血圧や脈拍、血糖値が上がる、免疫の働きが抑えられるなどの変化が起こるため、それが長期的に続くと様々な問題が引き起こされてくるというわけです。

現代人の生活は、ただでさえストレスにさらされることが多く、コルチゾールは分泌過剰になりやすいと考えられます。少しでもストレスを減らすよう工夫しましょう。

スマホの強い光はストレスホルモン（コルチゾール）の分泌を増やし海馬を傷つける

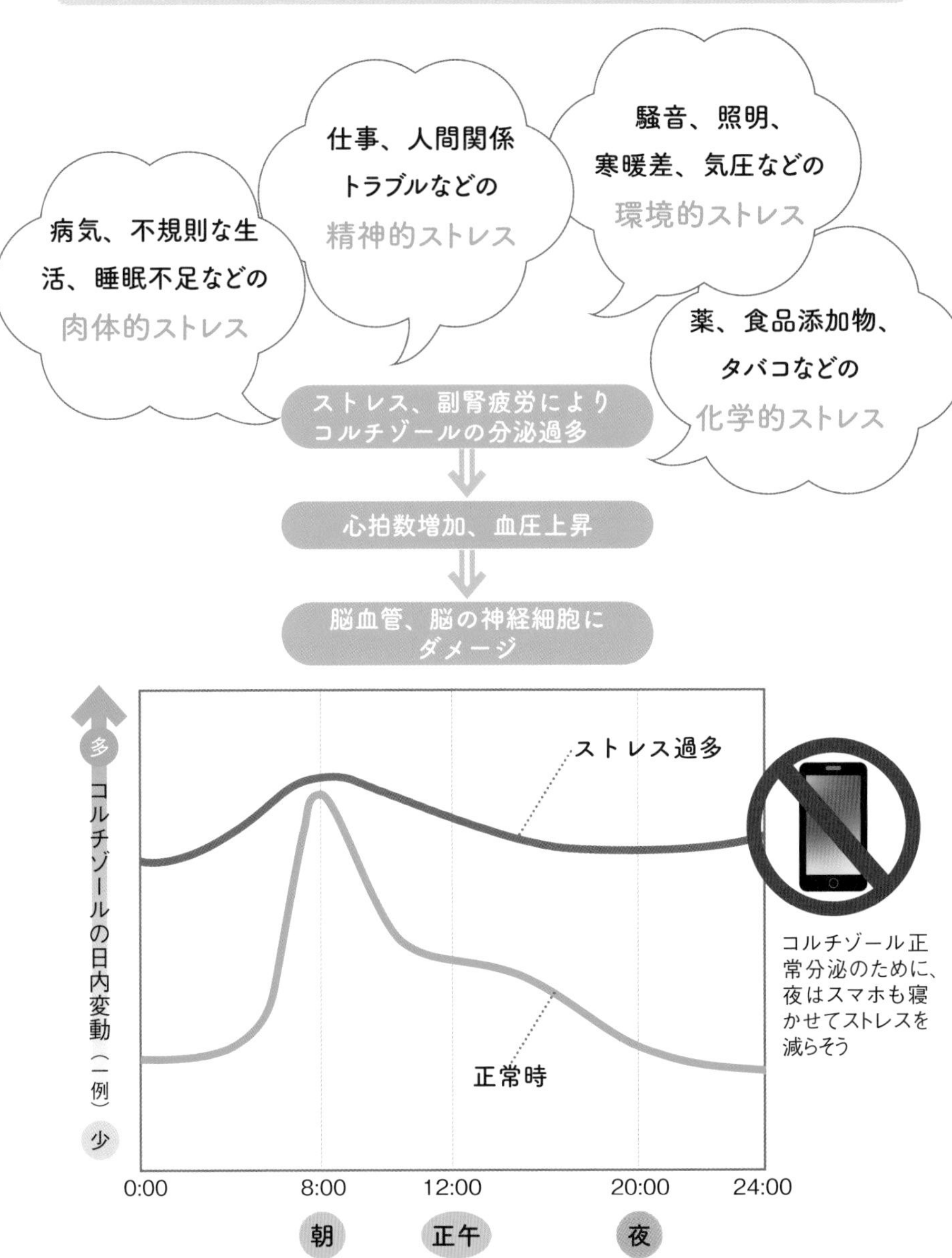

スマホ断食（スマホからの解放）で得られるメリット

スマホ、パソコンなどデジタルストレスは、現代人の脳と体をいつの間にかむしばんでいます。スマホを見ない時間を増やすとどんなよいことがあるかを見直してみましょう。

眼精疲労、ドライアイが和らぐ

スマホの強い光（ブルーライト）を遠ざけると目の疲れやドライアイになりにくく、肩こり、首こり、頭痛などの慢性的な不調も和らぎます

睡眠の質向上

コルチゾールの分泌低下や睡眠ホルモンであるメラトニンの分泌増加を妨げず、深い睡眠が得られることで「脳のゴミ出し」にも役立ちます

オン・オフをはっきりさせ脳の緊張をほぐす

スマホによる情報過多で脳はいつでも緊張状態です。脳を休ませるには、スマホを見ない時間を作り、仕事や人間関係のストレスにオン・オフを作る必要があります

ネガティブな情報を遮断

延々と続くSNSのやりとり、不安、イライラ、嫉妬など嫌な感情を刺激する情報を入れないことで、「今、自分にできること」に集中できます

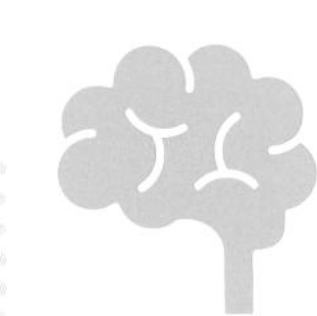

認知症リスクとなるカビ毒、歯周病菌 ハミガキは体内に毒素を蔓延させない重要習慣

食品についたカビは、増殖の過程で様々な化学物質（代謝産物）を作り出します。抗生物質のペニシリンのように医薬品として役立っているものもありますが、カビの種類によっては、有害な化学物質を産生します。これがカビ毒で、食中毒や肝臓、腎臓障害、がん等を引き起こしたりすることもあります。近年では、認知症の発症にも関わるといわれています。実際、アルツハイマー型認知症の人の脳からカビの痕跡が見つかったという報告もありましたし（文献7）、フィンランドの認知症死亡率が世界で最も高いのは、神経毒性を持つカビが増えやすいことが理由の一つとして挙げられています（文献8）。

よく知られているカビ毒の「アフラトキシン」は、ピーナッツなどのナッツ類、イチジクなどの乾燥果実、トウモロコシなどの穀類から発見されています。また小麦・玄米などに増殖する「デオキシニバレノール」など、国内の規制対象となるカビ毒も増えています。

カビ毒には300種類以上あるとされ、未解明のカビ毒もたくさんあります。また、カビ毒の多くは熱に強く、カビ本体が死滅したあとも毒素が食品中に残る場合も多いのです。食品の選び方や保存状態に十分に気をつけ、カビ毒を体に入れない工夫が必要です。

一方、口の中に蔓延する歯周病の原因菌は、血液から全身に回り、動脈硬化や血栓症を引き起こし、脳の血管を詰まらせる原因になります。さらに、脳内のアミロイドβをたまりやすくすることもわかりました。歯周病になると糖尿病にもなりやすくなりますが、糖尿病は第1章でも述べたように認知症の大きなリスクです。

歯周病の予防については、やはりハミガキを徹底し、口の中を清潔にすることが基本です。寝酒をする人の中には、そのままハミガキきをせずに寝てしまう人もいます。すると、お酒に含まれる糖や、つまみに食べたものなどが歯の隙間に残るので、歯周病予防の観点からも好ましくないのです。なお、セルフケアだけでは歯周病を予防することは難しいので、できるだけ定期的に歯科検診を受けることをすすめます。

もし歯を失ったら、そのまま放置してはいけません。必ず歯科医師に相談し、自分にあった差し歯や入れ歯を入れて噛む力を維持するようにしましょう。歯を失ったことで話しづらくなることや噛みにくくなることは、どちらも認知症リスクになるからです。

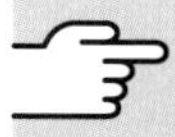

歯周病は認知症のリスク

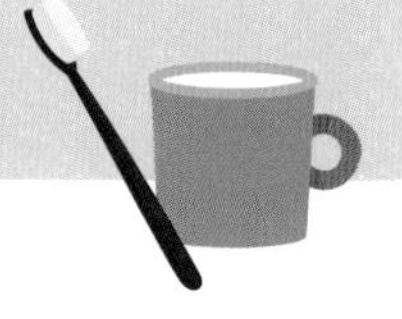

歯周病と認知症の最新の知見

- 歯周病菌が出す毒素による炎症は、アルツハイマー型認知症を悪化させる
- 歯周病の原因細菌であるジンジバリス菌成分がアルツハイマー型認知症患者の脳で検出されている
- 2019年、九州大学などの研究グループにより、歯周病の歯茎でアルツハイマー型認知症でみられるアミロイドβが産生されていることが発見された

JAD 72, 479-494 (2019).

歯周病の毒素は
全身病のリスク

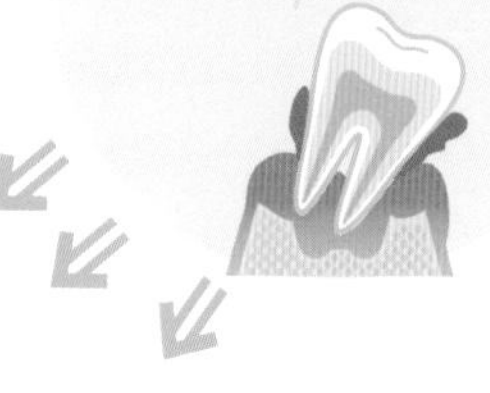

歯周病から起こる全身病はすべて認知症リスクを高める要因

脳梗塞
脳出血

細菌性
肺炎

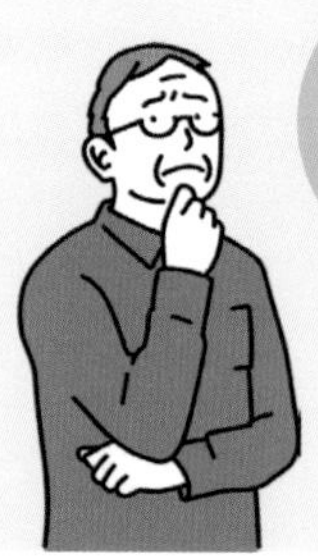

心臓病

糖尿病

歯周病により起こる生活の不便は認知機能を低下させる

「噛む力がなくなる」
食べられない、
栄養不足、誤嚥性肺炎

「話しにくい」コミュニケーション低下、意欲の低下、老人性うつ

全身に回る毒素で、
酸化ストレス増加

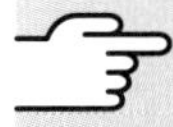

日常生活にひそむ認知症リスク

認知症は様々な因子が影響して発症に至ります。食事、運動、睡眠、ストレスのほか、歯周病、カビ毒などの有害物質もリスクの一つ。このうちのどれが大きなリスクになっていくかは人それぞれで、ライフスタイル全体や遺伝的な体質も影響してきます。よくある「〇〇しない人は認知症にはならない」ということはなく、様々な角度からの予防対策が必要です。

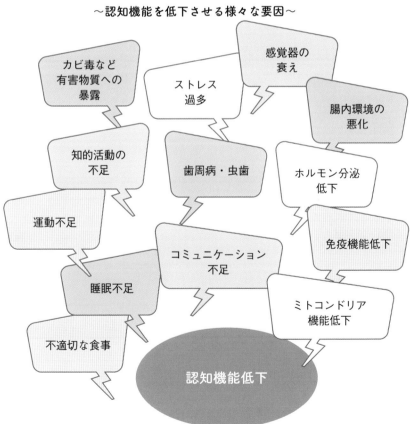

認知症のリスクファクター

～認知機能を低下させる様々な要因～

カビ毒など有害物質への暴露

ストレス過多

感覚器の衰え

腸内環境の悪化

知的活動の不足

歯周病・虫歯

ホルモン分泌低下

運動不足

免疫機能低下

コミュニケーション不足

睡眠不足

ミトコンドリア機能低下

不適切な食事

認知機能低下

脳は新しいことに刺激を感じる 瞑想・音読・カラオケetc.、チャレンジ精神で楽しもう

いわゆる「脳トレ」だけが認知トレーニングではありません。音楽や絵画、陶芸など、芸術的な活動を行っている人は、「見る」「聴く」「触れる」などの五感を働かせ、感じた情報を記憶し、それをもとに手足を精密に動かして新しいものを生み出します。

さらに、思い通りの作品ができた喜びは、意欲・やる気をもたらす神経伝達物質ドーパミンの分泌を高めます。

芸術は様々な感覚を用い、創造的な作業を行うため、「脳トレ」の一種ともいえるでしょう。芸術家でなくても、歌うことや音を聴くこと、味覚、匂い、手触り、ぬくもりなど五感を活用して心地よさを味わうこと、新しいことにチャレンジしていくことなどは、どれも脳を刺激し、認知機能を維持・向上することにつながっていきます。

いつも同じことをするのではなく、新しいことにチャレンジすることが大切です。

■「今、ここにあるものに集中する」時間を持とう

マインドフルネスは、瞑想の一種です。ストレスを軽減させ、集中力を高めて仕事のパフォーマンスを上げる効果があることが実証され、教育やビジネスの現場でも広く取り入れられています。

目を閉じてただ座っているだけが瞑想ではありません。たとえば、夕陽や星空を見る、音楽を聴く、生け花やガーデニングで花をめでる、川のせせらぎを聴く、武道の型を行うのも瞑想的な要素がありますし、歩いたり、食べたりするときでさえ、しっかりその行為に集中することで、瞑想と同じ効果が期待できます。「今、ここにあるものに集中する」ことができれば、日常的な行為も瞑想になりうるのです。

瞑想を行うことで、集中力などが鍛えられ、過去の嫌な記憶や未来への不安が緩和されストレスの軽減にもつながります。最初は1日5~10分でもかまいません。パソコン、スマホ、TV、ラジオ、本、雑誌などのメディア、仕事道具、お金の話など、心に影響を及ぼす現実の物事から自分自身を解放し、五感や創造性を働かせる活動をしたり、瞑想やマインドフルネスの時間を作ってみてください。

楽しみながら脳を刺激
リラクセーションや睡眠の改善にも役立ちます

読む（音読）

好きな作家の文章、歌詞、新聞コラムなどを声に出して読んでみましょう。

「目で見て理解する」「声に出す」「発した声を聴く」という動作を同時に行うことにより、脳内の情報処理を行うワーキングメモリが鍛えられ、口や舌の筋肉を動かすことで脳の運動野を刺激します。慣れたら、読む速度を少しずつ速くしていきましょう。

書く（日記・漢字の書き取り）

その日の「よかったできごと」を日記にしましょう。書くことで気持ちの安定につながり、遠隔記憶・想起力・思考力を鍛えます。

内容はできるだけ具体的に、スマホ入力ではなく手書きで書きましょう。手や指の微細なコントロールを司る脳の運動野が鍛えられ、きれいな字を書こうとすることで空間認知能力が求められ脳を活性化します。

歌う（カラオケ）

プロの指導者によるカラオケと、ボイストレーニングを1回1時間、週1回、6カ月間＋自宅で1週間に3回、20分間練習したグループでは、認知機能テストで回答する速さが有意に向上し、睡眠時間が長くなる、「周辺症状」が改善するなどの効果がみられています。

声を出す、音やリズムに合わせる快感、仲間とのコミュニケーションになるだけでも有益です。

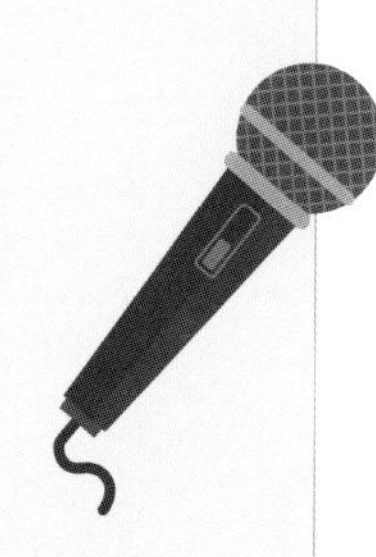

Dement Geriatr Cogn Disord Extra 5: 296-308, 2016.

参考文献

第1章

1. Kamagata, K. et al. Association of MRI Indices of Glymphatic System With Amyloid Deposition and Cognition in Mild Cognitive Impairment and Alzheimer Disease. Neurology 99, e2648-e2660 (2022).
2. Livingston, G. et al. Dementia prevention, intervention, and care: 2020 report of the Lancet Commission. Lancet 396, 413-446 (2020).
3. Bruscoli, M. & Lovestone, S. Is MCI really just early dementia? A systematic review of conversion studies. Int. Psychogeriatr. 16, 129-140 (2004).
4. Monte, S. M. de la & Wands, J. R. Alzheimer's Disease is Type 3 Diabetes—Evidence Reviewed. J. Diabetes Sci. Technol. 2, 1101-1113 (2008).
5. Dongen, H. P. A. V., Maislin, G., Mullington, J. M. & Dinges, D. F. The Cumulative Cost of Additional Wakefulness: Dose-Response Effects on Neurobehavioral Functions and Sleep Physiology From Chronic Sleep Restriction and Total Sleep Deprivation. Sleep 26, 117-126 (2003).

第2章

1. Xiao, K., Furutani, A., Sasaki, H., Takahashi, M. & Shibata, S. Effect of a High Protein Diet at Breakfast on Postprandial Glucose Level at Dinner Time in Healthy Adults. Nutrients 15, 85 (2022).
2. Becerra-Tomás, N. et al. Mediterranean diet, cardiovascular disease and mortality in diabetes: A systematic review and meta-analysis of prospective cohort studies and randomized clinical trials. Crit. Rev. Food Sci. Nutr. 60, 1207-1227 (2020).
3. Brink, A. C. van den, Brouwer-Brolsma, E. M., Berendsen, A. A. M. & Rest, O. van de. The Mediterranean, Dietary Approaches to Stop Hypertension (DASH), and Mediterranean-DASH Intervention for Neurodegenerative Delay (MIND) Diets Are Associated with Less Cognitive Decline and a Lower Risk of Alzheimer's Disease—A Review. Adv. Nutr. 10, 1040-1065 (2019).
4. Eleftheriou, D., Benetou, V., Trichopoulou, A., Vecchia, C. L. & Bamia, C. Mediterranean diet and its components in relation to all-cause mortality: meta-analysis. Br. J. Nutr. 120, 1081-1097 (2018).
5. Miyamoto, H. et al. Determination of a Serum 25-Hydroxyvitamin D Reference Ranges in Japanese Adults Using Fully Automated Liquid Chromatography-Tandem Mass Spectrometry. J. Nutr. 153, 1253-1264 (2023).
6. Cole, G. M. & Frautschy, S. A. DHA may prevent age-related dementia. J. Nutr. 140, 869-874 (2010).
7. Green, K. N. et al. Dietary Docosahexaenoic Acid and Docosapentaenoic Acid Ameliorate Amyloid-β and Tau Pathology via a Mechanism Involving Presenilin 1 Levels. J. Neurosci. 27, 4385-4395 (2007).
8. D'Souza, M. S. et al. From Fad to Fact: Evaluating the Impact of Emerging Diets on the Prevention of Cardiovascular Disease. Am. J. Med. 133, 1126-1134 (2020).

9. Debras, C. et al. Artificial sweeteners and cancer risk: Results from the NutriNet-Santé population-based cohort study. PLoS Med. 19, e1003950 (2022).
10. Suez, J. et al. Personalized microbiome-driven effects of non-nutritive sweeteners on human glucose tolerance. Cell 185, 3307-3328.e19 (2022).
11. Witkowski, M. et al. The artificial sweetener erythritol and cardiovascular event risk. Nat. Med. 1–9 (2023) doi:10.1038/s41591-023-02223-9.

L1 メラトニン | e- ヘルスネット（厚生労働省）
https://www.e-healthnet.mhlw.go.jp/information/dictionary/heart/yk-062.html（検索日　2024 年 3 月 26 日）
L2 青柳良平 , ドコサヘキサエン酸 (DHA) の血液脳関門通過メカニズムの解明 . 2015, ファルマシア . 51(3), p. 255
L3 Morris, M. C. et al. Consumption of fish and n-3 fatty acids and risk of incident Alzheimer disease. Archives of neurology 60, 940–946 (2003).
L4 Reddy, P. H. et al. Protective Effects of Indian Spice Curcumin Against Amyloid-β in Alzheimer's Disease. Journal of Alzheimer's Disease 61, 843–866 (2018).

1. Wang, Q., Zhao, J., Chang, H., Liu, X. & Zhu, R. Homocysteine and Folic Acid: Risk Factors for Alzheimer's Disease–An Updated Meta-Analysis. Front. Aging Neurosci. 13, 665114 (2021).
2. Li, J., Chu, J., Barrero, C., Merali, S. & Praticò, D. Homocysteine exacerbates β -amyloid pathology, tau pathology, and cognitive deficit in a mouse model of Alzheimer disease with plaques and tangles. Ann. Neurol. 75, 851–863 (2014).
3. Smith, A. D. & Refsum, H. Homocysteine, B Vitamins, and Cognitive Impairment. Annu. Rev Nutr 36, 211–239 (2016).
4. Rezai-Zadeh, K. et al. Green tea epigallocatechin-3-gallate (EGCG) modulates amyloid precursor protein cleavage and reduces cerebral amyloidosis in Alzheimer transgenic mice. Journal of Neuroscience 25, 8807–8814 (2005).
5. Masuda, M. et al. Small Molecule Inhibitors of α-Synuclein Filament Assembly . Biochemistry 45, 6085–6094 (2006).
6. Teng, Y., Zhao, J., Ding, L., Ding, Y. & Zhou, P. Complex of EGCG with Cu(II) Suppresses Amyloid Aggregation and Cu(II)-Induced Cytotoxicity of α -Synuclein. Molecules 24, 2940 (2019).
7. Bieschke, J. et al. EGCG remodels mature α -synuclein and amyloid-β fibrils and reduces cellular toxicity. Proc. Natl. Acad. Sci. 107, 7710–7715 (2010).
8. Noguchi-Shinohara, M.,Yuki,S., Dohmoto, C.,PLoS, Y. I. & 2014. Consumption of green tea, but not black tea or coffee, is associated with reduced risk of cognitive decline. PLoS ONE (2014) doi:10.1371/journal.pone.0096013.s001.s

9. Raha, S. et al. Vitamin D_2 suppresses amyloid-β 25-35 induced microglial activation in BV_2 cells by blocking the NF-κB inflammatory signaling pathway. Life Sci. 161, 37-44 (2016).
10. Hepsomali, P., Groeger, J. A., Nishihira, J. & Scholey, A. Effects of Oral Gamma-Aminobutyric Acid (GABA) Administration on Stress and Sleep in Humans: A Systematic Review. Front. Neurosci. 14, 923 (2020).
11. Rao, T. P., Ozeki, M. & Juneja, L. R. In Search of a Safe Natural Sleep Aid. J. Am. Coll. Nutr. 34, 436-447 (2015).
12. Kawai, N. et al. The Sleep-Promoting and Hypothermic Effects of Glycine are Mediated by NMDA Receptors in the Suprachiasmatic Nucleus. Neuropsychopharmacology 40, 1405-1416 (2015).
13. Takada, M. et al. Beneficial effects of Lactobacillus casei strain Shirota on academic stress-induced sleep disturbance in healthy adults: a double-blind, randomised, placebo-controlled trial. Benef. Microbes 8, 153-162 (2017).

1. Spartano, N. L. et al. Association of Accelerometer-Measured Light-Intensity Physical Activity With Brain Volume: The Framingham Heart Study. JAMA Netw. Open 2, e192745 (2019).
2. Cruz, B. del P., Ahmadi, M., Naismith, S. L. & Stamatakis, E. Association of Daily Step Count and Intensity With Incident Dementia in 78 430 Adults Living in the UK. JAMA Neurol. 79, 1059-1063 (2022).
3. Taniguchi, Y. et al. Gait Performance Trajectories and Incident Disabling Dementia Among Community-Dwelling Older Japanese. J. Am. Méd. Dir. Assoc. 18, 192.e13-192.e20 (2016).
4. Ando, S. et al. The neuromodulatory role of dopamine in improved reaction time by acute cardiovascular exercise. J. Physiol. 602, 461-484 (2024).
5. Ohmatsu, S. et al. Activation of the serotonergic system by pedaling exercise changes anterior cingulate cortex activity and improves negative emotion. Behav. Brain Res. 270, 112-117 (2014).
6. Heo, J.-Y. et al. Effects of smartphone use with and without blue light at night in healthy adults: A randomized, double-blind, cross-over, placebo-controlled comparison. J. Psychiatr. Res. 87, 61-70 (2017).
7. Pisa, D., Alonso, R., Juarranz, A., Rábano, A. & Carrasco, L. Direct visualization of fungal infection in brains from patients with Alzheimer's disease. Journal of Alzheimer's Disease 43, 613-624 (2015).
8. Eiser, A. R. Why does Finland have the highest dementia mortality rate? Environmental factors may be generalizable. Brain research 1671, 14-17 (2017).

著者プロフィール

今野裕之（こんの・ひろゆき）

医療法人社団 TLC 医療会 ブレインケアクリニック名誉院長。一般社団法人日本ブレインケア・認知症予防研究所所長。博士（医学）・精神保健指定医・精神科専門医・日本抗加齢医学会認定専門医。日本初のリコード法（アルツハイマー型認知症の治療プログラム）認定医。順天堂大学大学院卒業。日本大学医学部附属板橋病院、薫風会山田病院などを経て、2016 年ブレインケアクリニックを開院。リコード法を導入し、一人ひとりの患者に合わせた診療を行っている。また、認知症予防・治療に栄養療法を取り入れている。2018 年日本ブレインケア・認知症予防研究所を開設。講演活動や認知症予防に関する事業を行う企業のサポートなどを行っている。著書に『最新栄養医学でわかった！　ボケない人の最強の食事術』（青春出版社）、その他監修など多数。

料理監修 **水流琴音**（つる・ことね）

管理栄養士。オーソモレキュラー栄養医学研究所認定 ONP（栄養カウンセラー）・ブレインケアメディカルプロフェッショナル認定講師・一般社団法人日本ブレインケア・認知症予防研究所参与。医療法人社団 TLC 医療会 ブレインケアクリニックにて栄養療法やリコード法に基づいた栄養指導を行う。医療機関での栄養療法導入サポートやスタッフ育成、講演など予防医療に関する活動を行っている。

構成・編集協力　南雲つぐみ
ブックデザイン　春日井智子（ダグハウス）
校正　株式会社円水社
DTP　株式会社明昌堂
編集　富岡啓子（世界文化社）

認知症診療医に教わる 最強の生活習慣
ボケたくなければ
「寝る前 3 時間は食べない」から始めよう

発行日　2024 年 6 月 10 日　初版第 1 刷発行

発行者　岸 達朗
発行　株式会社世界文化社
〒 102-8187
東京都千代田区九段北 4-2-29
電話　03（3262）5124（編集部）
03（3262）5115（販売部）
印刷・製本　株式会社リーブルテック

ISBN978-4-418-24402 -7